Christian Salvesen

Blaugrüne Algen

Christian Salvesen

Blaugrüne Algen

Supernahrung für Körper und Geist

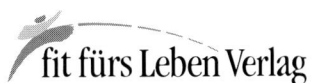

fit fürs Leben Verlag

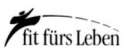
Dieses Buch möchte zu körperlicher und geistiger
Gesundheit anregen. Es ist nicht für medizinische
Diagnosen oder Behandlungen gedacht.
Wenn Sie krank sind oder Medikamente nehmen müssen,
sollten Sie vor der Einnahme der Algen einen Arzt
konsultieren, der mit den Auswirkungen von
Ernährungsumstellungen vertraut ist.

Christian Salvesen
Blaugrüne Algen
Supernahrung für Körper und Geist

1. Auflage 1997

Copyright by Fit fürs Leben-Verlag
in der Waldthausen GmbH & Co. KG
27718 Ritterhude

Titel: Peter Jaruschewski
Gestaltung: Martina Wessels
Lektorat: Britta Kurtz
Druck: Druckservice Rotenburg

Dieses Buch wurde auf chlorfrei gebleichtem
Papier gedruckt.

ISBN 3-89526-013-4
Printed in Germany

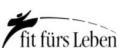

Inhaltsverzeichnis

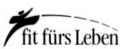

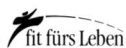

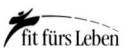
Zum Geleit

*»Den Körper bei guter Gesundheit
zu halten ist eine Pflicht...
sonst sind wir nicht fähig, den Geist
fest und klar zu halten.«*

Gautama Buddha

Dank sagen möchte ich:

Hans Ludwig für sein uneigennütziges Engagement, die schönen Fotos und die umfangreiche Materialsammlung.

OM C. Parkin für den entscheidenden Anstoß, guten Rat und Durchsicht des Manuskripts.

Meiner Frau *Ieva* für die liebevolle Unterstützung.

Christian Salvesen, Wohltorf

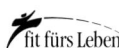

Einleitung

In den USA macht seit einigen Jahren eine neue Supernahrung von sich reden: die blaugrünen Uralgen. Sie stehen im »Health Food«-Verkauf inzwischen an erster Stelle. Nicht ohne guten Grund, denn sie sollen unter allen bisher bekannten Nahrungen den reichsten Gehalt an Nährstoffen haben: 2–3mal soviel Vitamin B_{12} wie die Rinderleber, welche bisher – zum Grauen aller Vegetarier – als Hauptquelle des seltenen, blutbildenden Vitamins galt. Und natürlich weitere Vitamine in sehr hoher Konzentration. Darunter das vieldiskutierte Betakarotin, laut neuerer Forschung ein Immunsystem-»Booster«, der sogar gegen radioaktive Strahlung schützen soll.

Wertvolle Mineralstoffe wie Magnesium und Zink, die heute so vielen Menschen fehlen und deren Bedarf leider nicht einmal mehr durch biologisches Gemüse gedeckt werden kann, sollen die Uralgen in ausgewogener, reicher Zusammensetzung bieten können. Dazu kommt ein optimales Profil an Aminosäuren – genau auf den täglichen Bedarf zugeschnitten. Diese Proteine nähren nicht nur den Körper, sondern – ebenfalls wissenschaftlich erwiesen – den Geist obendrein, indem sie das denkende, elektronisch flackernde Eiweiß, unser Gehirn, kräftig mit Neurotransmittern versorgen. Und schließlich spricht die Gemeinde der Algenfreunde, die mittlerweile Millionen zählt, von höheren Energien und Urinformationen des Lebens.

Blaugrüne Uralgen: Die Supernahrung aus den USA

Was sind das für Wunderorganismen – diese blaugrünen Uralgen? Wo kommen sie her, wo sind sie zu finden? Was genau macht sie zu einer derart kraftvollen »Super-Nahrung«? Was sind das für Leute, die sich für sie begeistern? In welcher Weise könnten die Algen das Leben erfreulicher machen?

Das sind einige der Fragen, die dieses Buch beantworten wird. Dabei möchte ich als Autor eine gewisse journalistische Distanz wahren und nicht den Algenapostel spielen. Doch ich

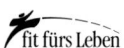

muß sagen: Je mehr ich mich mit dem wissenschaftlichen Material befaßte, desto größer wurde mein Respekt vor diesen Mikroorganismen.

Insgesamt gibt es zum Thema »Blaugrüne Algen als Supernahrung« nicht viel Literatur – in deutsch bisher nur kleinere Artikel, Broschüren oder Flyer und Andeutungen in einigen wenigen Büchern. So stammt das Quellenmaterial zu 90% aus den USA und Großbritannien.

Die AFA-Algen stammen aus dem Klamath Lake in Oregon

In zwei kürzlich veröffentlichten Werken, die hier ausführlicher behandelt werden, konzentrieren sich die Autoren auf die »Aphanizomenon flos-aquae«-Algen (AFA) vom Klamath See in Oregon. Die beiden Experten stellen dabei die gehirnfördernde Wirkung der »AFA« heraus. Den Faden der körperlich-geistigen Fitness werde ich anschließend weiterspinnen, über Wellness und Mentaltraining bis hin zum Yoga.

In der »Algendebatte« kommen zwar auch Kritiker zu Wort, doch dieses Buch ist ein Plädoyer für die blaugrünen Uralgen, keine Frage. Mit der AFA-Alge werden zugleich alle ihre Verwandten bis hin zur Zitrone gelobt, – alles, was uns Gesundheit und Kraft gibt. Für mich jedenfalls wurde das Schreiben zu einem Lobes- und Dankeslied an die Natur.

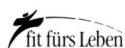
I. Algen – Wunder des Lebens

Wie alles begann

Anfangs war unsere Erde glühend heiß, ohne Wasser. Ihre Atmosphäre setzte sich aus giftigen, lebensfeindlichen Dämpfen zusammen. Später, vor etwa vier Milliarden Jahren, war sie soweit abgekühlt, daß Regen entstehen konnte. Viele hundert Jahre regnete es ununterbrochen. Es goß. Der Regen vermischte die Elemente in immer neuen Zusammensetzungen. In den Urmeeren bildeten sich die ersten Biomoleküle: Zucker, Aminosäuren und Fette. In einem göttlichen Funken – vielleicht durch die ultraviolette Strahlung, Blitze und Vulkanausbrüche – entstand organisches Leben.[1]

Winzige Einzeller begannen, sich von dem Licht der Sonne, dem Stickstoff der Atmosphäre und den Mineralien im Wasser zu ernähren. Sie verwandelten Licht in Materie, in Zucker und Proteine. Ein erstaunlicher Vorgang, der Photosynthese genannt wird. Die Mikro-Organismen spalteten die Moleküle des Wassers und verbanden Wasserstoff mit Kohlendioxyd. Dabei wurde ein »Stoff« freigesetzt, der sich als Grundlage für die weitere Entwicklung des Lebens, als der eigentliche Startschuß für die Evolution erweisen sollte: Sauerstoff. Die Lebewesen, die dieses Wunder vollbrachten, heißen die »blaugrünen Uralgen«. Die Biologen bezeichnen diese ersten Sauerstoffproduzenten als »Aphanizomenon flos-aquae«, wörtlich übersetzt: »unsichtbar lebende Wasserblume«.[2] Wir werden

Winzige Einzeller begannen, sich von dem Licht der Sonne zu ernähren

[1] *Anfang der fünfziger Jahre zeigte der Chemiestudent Stanley Miller in einem aufsehenerregenden Experiment, wie sich die ersten Aminosäuren im Urmeer gebildet haben könnten. Dr. Henning Engeln, »Wie das Leben sich selbst erfand«, in: »Wie das Leben auf die Erde kam. Vom Urschlamm zum intelligenten Wesen«, GEO Nr. 1 Januar 1996*
[2] *Karl J. Abrams, »Algae to the Rescue. Everything you need to know about Nutritional Blue-Green Algae«, Logan House Publications 1996, p. 2*

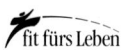

sie kurz »AFA« nennen. Sie haben sich in ihrer Form über die Milliarden Jahre bis heute kaum verändert. Das läßt sich anhand ihrer fossilen Überreste – den sogenannten Stromatolithen – nachweisen.

Die Stromatolithen stammen aus verschiedenen Erdzeitaltern. An der Shark Bay in Westaustralien liegen die ältesten dieser Versteinerungen im flachen Wasser. Graue, poröse Kugelgestalten, bis zu 3,5 Milliarden Jahre alt und somit »nur« 300 Millionen Jahre jünger als die ältesten Felsen.[3]

Die blaugrünen AFA-Algen sind die Urahnen allen Lebens auf der Erde

Die blaugrünen AFA-Algen sind die Urahnen allen Lebens auf der Erde. Alle anderen Formen – Bakterien, Pflanzen und Tiere – haben sich aus ihnen entwickelt. Die AFA-Zelle ist einfach gebaut. Sie besteht aus der Zellflüssigkeit mit den Organellen – den Vorläufern der Organe – und einer flüssigen Zellwand. Die für die Reproduktion zuständige DNA ist noch nicht von einer Zellmembran umschlossen. Solche zellkernlosen Mikro-Organismen werden »prokaryotisch« genannt. Da ihre genetische Information über die gesamte Zelle verteilt und nicht in einem Zellkern (Nukleus) gespeichert ist, können sie sich schnell auf Veränderungen einstellen. Aufgrund dieser Eigenschaften werden die AFA-Algen auch als Cyanobakterien (»blaugrüne« Bakterien) klassifiziert. Andere Mikroalgen sind entweder ebenfalls prokaryotisch (wie die Spirulina-Algen) oder eukaryotisch, d.h. sie haben bereits einen Zellkern (wie die Chlorella-Algen).

Die blaugrünen Uralgen bilden als Grundform des Lebens ein Reich für sich und teilen zugleich Eigenschaften mit den drei anderen großen Reichen, die aus ihnen hervorgegangen sind:

[3] *In dem Artikel von H. Engeln, »Wie das Leben sich selbst erfand« (GEO Nr. 1 Januar 1996) finden sich Fotos der Stromatolithen, S. 53. Weitere Quelle: T.N.&E.L. Taylor: The Biology and Evolution of Fossil Plants. Prentice Hall, New Jersey/über Internet.*

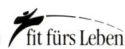

dem Reich der Pflanzen, der Bakterien und der Tiere.

Wie **Pflanzen** können sie das Licht der Sonne durch Photosynthese in Nahrung verwandeln. Im Unterschied zu den Pflanzen besteht ihre Zellwand nicht aus Zellulose, sondern aus Protein und Fett.

Wie **Bakterien** können sie genetische Informationen mit anderen Spezies austauschen[4] und sich sehr schnell auf veränderte Umweltbedingungen einstellen. Doch Bakterien haben kein Chlorophyll.

Wie bei den **Tieren** und **Menschen** besteht ihre Zellwand nicht aus Zellulose, sondern aus gut verdaulichem Protein. Außerdem können sich einige Arten der blaugrünen Algen aus eigenem Antrieb bewegen und auf Nahrungssuche gehen. Im Unterschied zu tierischen Zellen besitzen die der Uralgen Chlorophyll, d.h. sie beherrschen die Photosynthese. Obendrein sind sie als prokaryotische Organismen anpassungsfähiger.[5] (Im Kapitel »Fettsäuren – von innen nach außen« werden wir auf die Zellstruktur genauer eingehen.)

© Hans Ludwig

Blaugrüne Uralgen: Stammbaum des Lebens

[4] *In seiner Broschüre »Hope Is A Molecule« (Cell Tech, Klamath Falls 1989), bezieht Daryl Kollmann sich auf den Informationsaustausch der Bakterien im Verdauungstrakt. Er glaubt, die Bakterien würden die Informationen aus der blaugrünen Uralge aufnehmen. Während wir Millionen von Jahren bräuchten, um uns genetisch auf eine erhöhte Radioaktivität einzustellen, könnten die Algen das in wenigen Monaten. Wir würden ihre Widerstandskraft gleichsam mitessen.*
[5] *Eine eindrucksvolle Darstellung dieser Zusammenhänge gibt ein Video mit dem Titel: »Our Bluegreen Planet«*

13

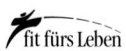

Werden andere Planeten wie Mars oder Venus nach Lebenszeichen abgeklopft, suchen die Wissenschaftler heute zuerst – wie wir inzwischen wissen, sogar erfolgreich – nach Mikroben wie den Uralgen. Sie sind die Basis des Lebens, so wie wir es kennen. Die für uns sicherlich wichtigste Eigenschaft ist ihre Fähigkeit, Sauerstoff zu produzieren.

Algen sind für 90% der Sauerstoffproduktion verantwortlich

Algen sind auch jetzt noch für 90% der Sauerstoffproduktion verantwortlich. Sie binden jedes Jahr 450 Milliarden Tonnen Kohlendioxyd und produzieren 330 Milliarden Tonnen Sauerstoff, neunmal soviel wie alle Gräser, Büsche und Bäume zusammen.[6]

Algen sind überall

In jedem Tropfen Wasser, in Gletschern und kochenden Quellen, auf Felsen und Bäumen, in der Luft und im Erdboden, ja sogar in unserem Darm finden wir Algen. Sie bewegen sich aus eigenem Antrieb zielgerichtet durchs Wasser oder lassen sich tragen – von der Strömung, von Walen oder Schildkröten. Sie treten in allen Farben, Formen und Größen auf. In wenigen Stunden können sie sich derart vermehren, daß sich der Ozean über hunderte von Quadratmeilen purpur färbt oder nachts wie ein Meer von Glühwürmchen leuchtet. Das Rote Meer und die »Paint Pots«, die brodelnden Farbtöpfe des Yellow Stone Park, verdanken ihren Namen einigen besonders farbintensiven Spezies von Mikroalgen. Die kleinsten sind nur unter 1.000facher Vergrößerung zu erkennen. Andere Algenarten, die wir als Seegras oder Seetang kennen, können bis zu 300 Meter lang werden. Im Sargasso-Meer – nach der Alge Sargassum benannt – lagen die Spanier mit ihren Karavellen wochenlang im Seegras fest und mußten ih-

[6] *»Our Bluegreen Planet« (Video)*

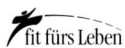
re Pferde schlachten, um zu überleben – am sogenannten »Pferde-Breitengrad«.[7]

Die zigtausend Algenarten lassen sich praktischerweise ganz einfach nach Farben unterscheiden. Die braunen Algen, auch als Seetang oder Seegras bekannt, leben in kalten Ozeanen. Ihre Algininsäure wird in Speiseeis, Zahnpasta oder nichttropfender Farbe verwendet. Ihre Nährstoffe kommen vor allem Kühen, Schafen und ausgelaugten Böden zugute. Darüberhinaus gibt es eine lange Liste von Nutzanwendungen im medizinischen Bereich.[8]

Die roten Algen (Rhodophyta, vom Griechischen Wort »Rhodos« = Rot) führen die Photosynthese mit Hilfe eines speziellen roten Pigments (Phycoerythrin) aus. Sie leben im warmen Meereswasser in bis zu 200 m Tiefe. In asiatischen Ländern werden sie seit Jahrhunderten als Nahrung (Nori-Seegras) geerntet.

Die zigtausend Algenarten lassen sich nach Farben unterscheiden

Die grünen Algen haben einen sehr hohen Chlorophyllgehalt und leben überwiegend in Süßwassern. Einige Sorten, wie das Plankton und die Chlorella-Algen, sind bei Tieren und Menschen als nährstoffreiche Kost beliebt. Andere Sorten, wie die Protococcus, ziehen sich als schmieriger Film über Felsen und Bäume oder bedecken als unbewegliche grüne Masse Tümpel und Teiche. Sie sind weniger beliebt und ungenießbar bis giftig.

Die blaugrünen Algen (auch »Cyanophyceen« oder »Blaualgen« genannt) lassen durch ihr intensives grünes Chlorophyll

[7] *Dr. William T. Barry, »The Astonishing, Magnificent, Delightful Algae«, Library Of Congress, 1994, p. 1-3*
[8] *vgl. Abrams, op. cit., p. 3 und Dr. med. Karel J. Probst, »Energieschub aus dem Meer. Meeresalgen: Heilmittel und Nahrung für die Gesundheit«, Fit fürs Leben-Verlag 1997*

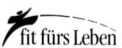
andere Farbpigmente durchschimmern: blaues Phycocyan oder rötliches Phycoerythrin. Es gibt tausende von Unterarten mit recht unterschiedlichen Eigenschaften und Farbschattierungen. Sie gedeihen nicht nur in Süß- und Seewasser, sondern auch in feuchter Luft, an den Glasscheiben von Gewächshäusern, auf den Schwellen von Eisenbahnschienen und sogar auf trockenen Schutthaufen. Die extrem widerstandsfähigen Xerophyten lassen sich, selbst nachdem sie zu feinem Staub zerrieben worden sind, mit etwas Feuchtigkeit wieder zum Leben erwecken.[9]

Uralgen bilden die Grundlage der Nahrungskette

Uns interessiert in diesem Buch besonders die Spezies Aphanizomen flos-aquae, die »unsichtbare Wasserblüte«. Unter dem Elektronenmikroskop sehen die einzelnen Zellen aus wie aneinandergereihte Perlen. Sie sind von einer gelatineartigen Schicht umgeben, die den Zellverband zusammenhält. Nur einige der Zellen scheinen auf die Umwandlung von Stickstoff in Protein-Bausteine spezialisiert zu sein.[10]

Kraftnahrung blaugrüne Uralgen

Neuerdings interessieren sich Ernährungswissenschaftler, Mediziner und Heilpraktiker zunehmend für die blaugrünen Uralgen. Und das hat gute Gründe. Sie bilden nämlich nicht nur die Grundlage der Evolution, sondern auch die der gesamten Nahrungskette. Je komplexer die Nahrung, desto geringer ist ihr Nährwert und desto höher ist heutzutage der Anteil an Giftstoffen, die der Mensch mit seiner Technik produziert. Daß sich ausgerechnet das größte Säugetier, der Blauwal, ausschließlich von Plankton, den grünen Algen ernährt, kann hier zunächst als Symbol verstanden werden. Ein Riese

[9] Eberhard Ramm, »Die Algen. Heft 1: Blau- und Grünalgen«, 1952, S. 12
[10] Abrams, op. cit., p. 4

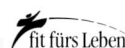

am Ende der Entwicklungskette lebt von den Winzligen am Anfang. Was der kann, könnten wir Menschen auch, wenn wir wollten.

Bereits vor 4.000 Jahren empfahlen chinesische Ärzte Algen als Gesundheitskost zur Aufbesserung des Mineral- und Vitaminhaushalts. In den ostasiatischen Ländern stehen braune Meeresalgen selbstverständlich auf der Speisekarte. Die Azteken formten aus den blaugrünen Spirulina-Algen des Texco-co-Sees kleine Kuchen, die sie von der Sonne backen ließen. Dasselbe praktiziert heute noch der Kanembu-Stamm am Tschad-See in Afrika. Die Kuchen werden in der dortigen Hauptstadt N'Djamena auf dem Marktplatz als Suppenwürfel zum Kochen verkauft. Die Kinder des algenessenden Stammes zeigen keinerlei Merkmale von Unterernährung, im Gegensatz zu den Kindern anderer Stämme der Umgebung.[11]

Die Algen aus dem Klamath Lake gelten als blaugrünes Manna

Soviel steht fest: Eine derart konzentrierte Anhäufung von Vitalstoffen wie die blaugrünen Algen AFA und Spirulina hat keine zweite Nahrung zu bieten. In den letzten Jahren erleben sie in Nordamerika und zunehmend auch in Europa einen regelrechten Boom. Warum gerade die wildwachsenden AFA-Algen vom Klamath Lake in Oregon so belebend wirken, ist das Hauptthema dieses Buches. Manche Algenbegeisterte sehen eine Verbindung zum biblischen Manna, jener Wunderspeise, die dem Volk Israel bei seiner langen Wanderung durch die Wüste Kraft und Hoffnung gegeben haben soll. War das Manna in Wirklichkeit ein Kuchen aus Algen, die aus dem Roten Meer geerntet wurden?

[11] *T. L. Doual, UNESCO Courier, Mai 1993, p. 43*

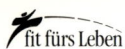
Der Klamath Lake – unerschöpfliche Quelle einer Supernahrung

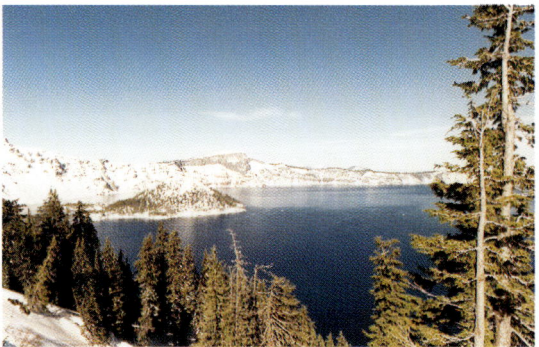

Das reine Wasser des Crater Lake speist den Klamath Lake

Crater Lake: 1.900 m über N.N.

Im Süden des US-Staates Oregon liegt – eingebettet in den Cascade Mountains – auf über 1.000 m Seehöhe der Upper Klamath Lake. Trotz seiner beachtlichen Größe wurde er bisher von jeglicher Industrie verschont. Auch Wassersport und Motorboote, die jeder andere See in einer so herrlichen Umgebung zwangsläufig angelockt hätte, fehlen hier völlig. Denn eine dicke Schicht von blaugrünen Algen macht eine derartige Freizeitbeschäftigung reizlos. Doch gerade diese Algen haben einige Spezialboote angelockt, die vor einigen Jahrzehnten noch ungläubig bestaunt worden wären: Ernteboote.

Der einzige von Menschen besiedelte Ort am See ist das kleine Städtchen Klamath Falls. Touristen kommen, um in den umliegenden unberührten Wäldern zu jagen und zu wandern und den Blick auf die schneebedeckten Berggipfel zu geniessen. Im Süden erhebt sich Mt. Shasta, mit 4.380 Metern der höchste Berg Kaliforniens, im Nordwesten wird der See von

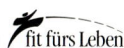

Mt. Mazama überragt. Es sind alte Vulkane, Glieder einer Kette, die sich von Kalifornien bis Alaska erstreckt.

Der letzte Ausbruch des Mt. Mazama vor 7.000 Jahren war gigantisch – laut Geologen der heftigste Vulkanausbruch in der Geschichte des Kontinents, hundertmal stärker als der des Mt. Helen vor einigen Jahren. Die Indianer erzählen davon noch heute in ihren alten Legenden.[12] Die Bergkappe explodierte. Mineralstoffe aus dem Innersten der Erde wurden in einem Umkreis von Hunderten von Kilometern als feine, weiße Asche verstreut. Regen und Schmelzwasser schwemmen die wertvollen Mineralien und Spurenelemente seitdem kontinuierlich in den Klamath Lake, wo sie in einer über 10 m dicken Schicht als Vorratskammer für den Nährstoffbedarf der Algen dienen. Allein die oberste Schicht von einigen Zentimetern reicht aus, um die AFA-Algen weitere 60 Jahre blühen zu lassen.[13]

Die Algen des Klamath Lake ernähren sich von nährstoffreicher Vulkanasche

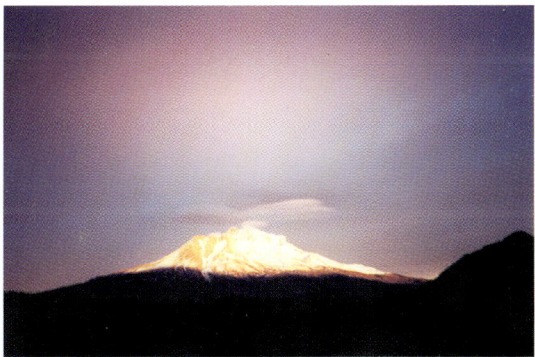

Mt. Shasta, kraftvoller und heiliger Berg der Indianer

[12] *»Our Bluegreen Planet« (Video); Linda Grover, »August Celebration. A Molecule Of Hope For A Changing World«, Gilbert, Hoover & Clarke, Carson City, Nevada, p. 22-24*
[13] *Grover, op. cit., p. 22*

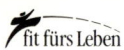
Zwei Flüsse, der Wood River und der Williamson River, viele Gebirgsbäche und hunderte von kalten und warmen Quellen versorgen den Klamath See mit klarem Wasser. Überall sprudelt und quirlt es in hellen Strömen. Diese »River of Lights« erreichen oft schon nach wenigen Metern ein Vielfaches an Breite und Kraft. Das Wasser kommt zum Teil aus dem höher gelegenen Crater Lake. Der mit 600 m tiefste und zugleich klarste See Nordamerikas entstand im Krater des Mt. Mazama bald nach dem Ausbruch. Kreisrund, mit einer Insel nah am Rand, sieht er aus wie eine riesige Parabolantenne. Tiefblauviolett strahlt seine magische Farbe.

Hunderte von kalten und warmen Quellen versorgen den Klamath See mit klarem Wasser

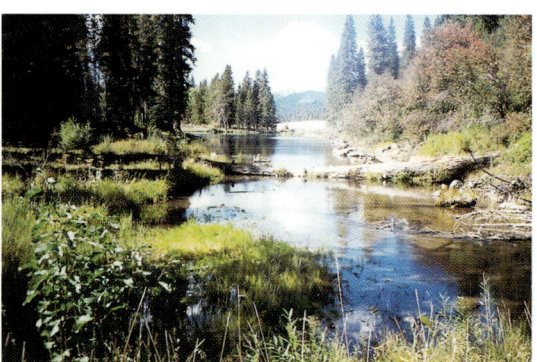

Zufluß zum Klamath Lake: Die »Rivers of Light«

Die besondere Lage des Klamath Lake liefert den Algen ideale klimatische Bedingungen. Im Westen regnen sich die Wolken an den Cascade Mountains ab, im Osten beginnen unmittelbar die Wüstengebiete mit ihrer klaren, trockenen Luft. Annähernd 300 Sonnentage pro Jahr schenken den Algen jene Lichtenergie, die sie in der Photosynthese umwandeln und die wir – nach Ansicht einiger Forscher – über das Chlorophyll aufnehmen.[14]

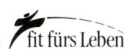
Aphanizomenon flos-aquae wachsen zwar auch in einigen anderen Seen, doch nirgendwo sonst gedeihen sie so gut wie im alkalinen Klamath Lake. Zwischen Mai und Oktober steigen sie an ruhigen, sonnigen Tagen in zentimeterdicken Schichten zur Oberfläche, wo sie mit Sieben abgeschöpft werden. Die Gefahr, daß auf diese Weise zu viele Algen geerntet werden und das ökologische Gleichgewicht des Sees gestört wird, ist nicht gegeben. Im Gegenteil: je mehr Algen von der Oberfläche des Wasser gesiebt werden, desto mehr Sonnenlicht kommt wieder nach unten durch, so daß sich neue Generationen bilden können. (Mehr dazu im Kapitel »Ernteverfahren«)

Je mehr Algen geerntet werden, desto mehr Sonnenlicht erreicht den See

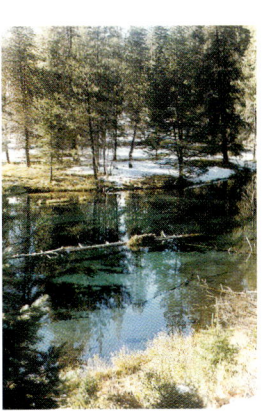

Eine Vision wird wirklich:
Die *Kollmann*-Geschichte

Bekannt wurden die AFA-Algen vom Klamath See durch *Victor* und *Daryl Kollmann,* zwei Brüder aus Iowa. Sie kommen aus einer deutschstämmigen Farmerfamilie. Die eigentlich treibende Kraft bei der Verbreitung der »Supernahrung« war

---

[14] *Dr. Gabriel Cousens erläutert in der dritten Auflage seines Buches »Conscious Eating«, welche Bedeutung photonenreiche Nahrung für die allgemeine Gesundheit und die Entwicklung des Lichtkörpers hat. In dem Artikel »Microalgae. First & Finest Superfood« (in: Body Mind Spirit, 1995, p. 16) macht er ergänzende Angaben zu den Spirulina-Algen, die sich auf die AFA-Algen übertragen lassen. »Da Spirulina in heißem Klima und höheren Berglagen gezüchtet wird, nimmt sie große Mengen Sonnenlicht auf. Diese Sonnenphotonen können beim Essen von Spirulina direkt und in großen Mengen absorbiert werden.« Das Thema »Aufnahme von Lichtenergie« kann wegen seiner Komplexität in unserer Einführung über die blaugrünen Uralgen nicht behandelt werden. Wichtige Anregungen finden sich in Elke Brandmayer/Dr. med Bodo Köhler: »Licht schenkt Leben. Lebensenergie und Gesundheit durch richtiges Licht«, Fit fürs Leben-Verlag 1997*

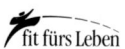

und ist sicher *Daryl.* Als Begründer und Leiter der Firma »Cell Tech« – dem zur Zeit erfolgreichsten Anbieter von blaugrünen Algen – gilt er über 300.000 Mitvertreibern als großes Vorbild. Die Bestsellerautorin *Linda Grover* erzählt die Lebensgeschichte von *Daryl* und seiner Frau *Martha* in ihrem Buch »August Celebration. A Molecule Of Hope For A Changing World«. Der Untertitel skizziert bereits die Philosophie des Enthusiasten: Die Algen seien »Moleküle der Hoffnung« – eine Gehirnnahrung, dazu bestimmt, das »Globale Bewußtsein« auf der Erde einzuleiten und mitzutragen.[15]

Als passioniertem *Montessori*-Lehrer war *Daryl Kollmann* schon Anfang der sechziger Jahre aufgefallen, daß gesunde, vitaminreiche Nahrung die Leistung der Schüler verbessert. Später hatte er sich im wissenschaftlichen Labor seines Bruders *Victor* davon überzeugen können, daß AFA-Algen auf Ratten einen erstaunlich beruhigenden Effekt haben. Die mit Algen gefütterten Ratten fielen nicht mehr über ihre Artgenossen her und wirkten besonders gesund.

Algen als »Moleküle der Hoffnung«

Irgendwie kamen die beiden Brüder auf die Idee, einen der damals noch riesigen (Universitäts-) Computer darüber zu befragen, welche Pflanze die nahrhafteste und gesündeste überhaupt sei. Antwort: Algen. Weitere Nachforschungen ergaben, daß die Japaner bereits die grüne Mikroalge Chlorella in ihrem Land als gesunde Nahrung anboten. Die *Kollmanns,* vor allem aber *Daryl* und seine Frau *Martha,* begannen Mitte der sechziger Jahre in Mexiko mit der Züchtung von Spirulina-Algen. Eine japanische Firma hatte ihnen einen Vertrag in Aussicht gestellt. Es war harte Arbeit. Sie mußten bei der Aufzucht mit einer Teelöffelmenge Wasser beginnen und dann je-

---

[15] *Daryl Kollmann hat seine Philosophie in einem eigenen Buch mit dem Titel »Hope Is A Molecule« (Cell Tech, Klamath Falls 1989) dargestellt*

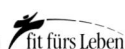

weils die Menge verzehnfachen, entsprechend der Vermehrung der Algen. Die erwiesen sich als äußerst launisch und empfindlich. Bekamen sie nicht die richtige Wassertemperatur und Lichtmenge, konnten sie bereits nach kurzer Zeit alle eingehen. Das Spirulinaprojekt zog sich über Jahre hin – mit vielen Höhen und Tiefen.

Eines Tages kam *Harrison H. Schmitt* zu Besuch, damals U.S. Senator von New Mexico und als Astronaut weltbekannt. Die Sache geriet stärker ins Licht der Öffenlichkeit: Algen als kostengünstige Proteinquelle – möglicherweise auch als kräftigende Astronautenkost – das war etwas für die Presse. Schließlich ging ein Foto um die Welt. Es zeigt eine Waage – auf der einen Waagschale ein Rindssteak und auf der anderen ein Häufchen Algen. Daraufhin soll ein Anwalt aus dem Städtchen Klamath Falls bei dem Algenzüchter angerufen und gesagt haben:*»Hier im See wächst das Zeug wild, tonnenweise.«* Er schickte – mit einiger Verzögerung – ein paar Kostproben, und die schlugen ein.

Algen als Astronautenkost

»Ich habe den ganzen Haushalt gemacht, die Wohnung und alle Fenster geputzt, die Bestellungen erledigt, es ist drei Uhr morgens und ich bin immer noch voller Energie!« war das Resümee von *Kollmanns* Frau *Martha*, die am späten Nachmittag einige Einheiten der Wildalgen verzehrt hatte. Schon nach kurzer Testzeit war dem Ehepaar klar, daß diese wilden Algen etwas zu bieten hatten, was den gezüchteten fehlte. *Daryl* achtete sehr genau auf Schwankungen seines Energiepegels – und der änderte sich kaum bis zum späten Abend, trotz ständiger harter Arbeit. Nach einiger Zeit verschwanden seine Allergien, die zuvor mit Kortison behandelt werden mußten. Selbst die Infektionen, die früher bei Hautschürfungen auftraten, blieben aus.

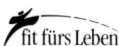
Der erste Versuch, die neuen Algen auf einer Alternativmesse anzubieten, verlief ernüchternd. Zwar schwärmten die Leute, die die Algen in Kapselform einnahmen, von »toller Energie«. Für einen regelrechten Vertrieb fehlten jedoch die finanziellen und marktstrategischen Voraussetzungen. Das Ganze war zu ungewohnt und unbekannt. Es sollten noch fast zehn Jahre vergehen, bis *Daryl* und *Martha* mit der Verwirklichung ihres großen Traums beginnen konnten. Bruder *Victor* hatte die Alleinrechte erworben, die Algen aus dem Klamath See zu schöpfen. Es war zu Streit und Trennung gekommen. *Daryl* suchte verzweifelt nach einem anderen See oder Fluß mit AFA-Algen – vergeblich. Es gab sie zwar an einigen Stellen, doch entweder war die Wasserqualität zu schlecht oder die Ernte zu schwierig. Schließlich entdeckte er einen künstlichen Abfluss vom Klamath See, einen Kanal, der genug Algen beherbergte und nicht zu *Victors* Gebiet gehörte.

Längst hat die Alge über ihre Rolle als Kraftnahrung hinaus einen hohen Symbolwert erhalten

Anfang der achtziger Jahre gründete *Daryl Kollmann* die Firma »Cell Tech«, allerdings nicht als Besitzer – er hatte dafür nicht das Geld gehabt – sondern als fachlicher Leiter. Auch hier gab es zunächst eher Tiefen als Höhen. Doch mit unerschütterlicher Zielstrebigkeit konnten die *Kollmanns* schließlich die Firma kaufen und über ein Netzwerk-Marketingsystem zu einem Unternehmen entwickeln, das heute geradezu Kultstatus hat. Einmal jährlich im August treffen sich Tausende von Mitarbeiterinnen und Mitarbeitern am Klamath Lake zu einer großen »Celebration«. Denn längst hat die Alge über ihre Rolle als Kraftnahrung hinaus einen hohen Symbolwert erhalten. Sie repräsentiert das globale Bewußtsein einer Gemeinschaft, die das Leben auf einer gesunden Erde in einem gesunden Körper feiern möchte. *Daryl Kollmann:* »*Celebration ist der Schlüssel zu allem. Sie schafft Freude, Freude erzeugt Hoffnung, Hoffnung wiederum läßt uns feiern.*«[16]

[16] *Grover, op. cit., p. 46*

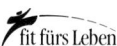

2. Algengeschichten

Ein Merkmal des rationalen, materialistisch orientierten Weltbildes ist der Zweifel. Das hat in der Wissenschaft zum Hinterfragen und Überprüfen von alten Glaubenssätzen und damit zu immer neuen Erkenntnissen geführt. Leider entwickelte der Zweifel mit der Zeit eine Vorliebe für bestimmte Dinge, die er allzugern skeptisch sieht, während andere ihm ganz zu entgehen scheinen. Ein Beispiel ist die heilende Wirkung der Natur. Seit Urzeiten haben die Menschen darauf vertraut, bis schlaue Köpfe auf die Idee kamen, daß künstliche Produkte besser sein müßten. So werden Naturprodukte gemeinhin sehr kritisch beäugt, wenn sie im Zusammenhang mit Vorsorge und Heilung erscheinen. Auch in Bezug auf Eigenschaften wie Güte und Einfachheit sind wir meist schnell zur Skepsis bereit. Das kann doch nur ein Trick sein! Der Zweifel selbst und die sich dahinter verbergende Negativität werden selten angezweifelt und hinterfragt.

Die folgenden Geschichten erzählen von Menschen, die davon überzeugt sind, daß ihnen die blaugrünen Algen geholfen haben. Aus medizinisch-wissenschaftlicher Sicht dürfen solche Erfahrungen nicht als Beweis für die Heilkraft der Algen gelten. Doch jeder ist schließlich frei, seine eigenen Schlüsse zu ziehen. Außerdem sollen an anderer Stelle (Kapitel »Sind die Algen toxisch?«) auch jene zu Wort kommen, die mit den Algen schlechte Erfahrungen gemacht haben.

Die blaugrünen Mikroalgen wurden von Menschen wiederentdeckt, die nach neuartigen Energiequellen suchten, Energien, die nicht Autos bewegen, sondern Geist und Körper »durchstarten« lassen. Eine Voraussetzung solcher Suche ist wohl, daß man zunächst einmal das Fehlen von Energie spürt. Der Österreicher *Hans Ludwig* erzählt seine Geschichte unter diesem Gesichtspunkt.

Viele Menschen sind auf der Suche nach neuen Energiequellen für Körper und Geist

25

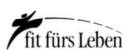
Auf der Suche nach Energie

»Ein ganz spezieller Mangel an Energie wurde mir vor vielen Jahren bewußt, als ich durch diverse Seminare, Praktiken und spirituelle Wege die Leere füllen wollte, die ich trotz eines erfolgreichen Lebens in der Gesellschaft verspürte. Ich hatte Schwierigkeiten, die in den Seminaren gehörten positiven Ansätze und Vorhaben zu integrieren und auch im Alltag zu leben. Der erste größere Streß ließ oft alles Erlernte wieder verschwinden, und schnell war ich wieder in alten Mustern gefangen, wie der Hamster im Drehrad. Ein anderer Antrieb für meine Energiesuche kam dadurch, daß ich unter Stoffwechselstörungen litt. Ich hatte Gicht. Aber ich wollte der Schulmedizin nicht abnehmen, daß ich bis an mein Lebensende deren Pulver schlucken sollte.

»Ich versuchte, mit spirituellen Praktiken meine innere Leere zu füllen«

Nach verschiedenen Reisen – ich hatte mit dem türkischen Musiktherapeuten und Sufimeister Dr. Öruc Güvenc Hospitäler an der syrischen Grenze besucht, hatte in nepalesischen Klöstern meditiert, war vom Leibarzt des Dalai Lama in Darjeeling in die tibetische Heilkunst eingewiesen worden – landete ich schließlich in Kalifornien, um mich in Kinesiologie ausbilden zu lassen.

In Burbank, nicht weit von den Disney Studios und Universal City, wird eine spezielle Richtung der Kinesiologie gelehrt, die auf der Arbeit von Dr. Thie (Touch for Health) aufbaut und durch Gordon Stokes und Daniel Whiteside im ›Three In One Concept‹ weiterentwickelt wurde. Der Kurs, den ich besuchen wollte, sollte im September beginnen. Zuvor geschah jedoch das, was für mich die eigentliche Wende bedeutete. Auf einer Messe zum Thema ›Ganzheitliches Leben‹ begegnete ich drei Menschen, deren Augen irgendwie anders leuchteten, kraftvoller und lebendiger waren

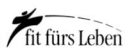

als die der meisten anderen. Das Produkt, das sie vorstell-
ten, waren blaugrüne Mikroalgen vom Klamath Lake in
Oregon. Eine der Frauen, Jody Russel, war Mutter von acht
Kindern und dabei gertenschlank. Sie sah damals aus wie
30, obwohl sie 45 Jahre alt war. Von ihr erhielt ich vier Kap-
seln dieser Algen.

Am nächsten Morgen erwachte ich mit einem völlig neuen
Gefühl, das ich als Weite im Kopf empfand. Ich hielt es
nicht mehr aus im Bett. Dabei war es sechs Uhr früh und
ich war mit Freunden bis zwei Uhr aufgewesen. Mein Kör-
per wollte Bewegung und Yoga-Übungen. Das hatte ich
schon lange nicht mehr erlebt! Es gab mir den entscheiden-
den Impuls und ich beschloß, mehr über diese winzigen
Einzeller herauszufinden.

Jody besuchte ich nun sehr oft. Sie arbeitete als Lehrerin
an einer Montessori-Schule und erzählte mitreissend. Ich
erfuhr ihre berührende Geschichte, wie sie zu den Algen
fand. Ihr jüngster Sohn war mongoloid geboren und be-
durfte ständiger Pflege. Auf ihrer Suche nach Unterstüt-
zung und Verbesserungen lernte sie die wild gewachsenen
blaugrünen Algen vom Klamath Lake kennen und konnte,
mit Hilfe von Therapien und viel Ausdauer, ihrem Kind so
gut helfen, daß es heute in eine normale Schule gehen
kann. Jody schreibt die Verbesserungen im Gehirn den
Stoffen dieser Algen zu, die ihr Sohn seit damals jeden Tag
zur Ergänzung seiner normalen Nahrung erhält. Ich habe
Fotos von dem Jungen gesehen und konnte an den Aufnah-
men aus verschiedenen Jahren eine wirklich erstaunliche
Entwicklung erkennen.

Ich nahm an verschiedenen Meetings teil, in denen Men-
schen ihre Erfahrungen mit den Algen austauschten. Bei
mir hatten die Algen schon deshalb eine tiefgreifende Wir-

*»**Ihre Augen leuchteten**
anders, waren kraft-
voller und lebendiger«*

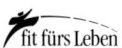

kung, weil ich statt der üblichen 1-2 Einheiten täglich 10-12 einnahm. Eine so hohe Dosis kann, besonders in Verbindung mit einer Therapie wie dem ›Three in One‹-Konzept, tiefliegende Schichten aus dem Unterbewußten zutage fördern. Nachdem ich die Ausbildung zum Lehrer abgeschlossen hatte, war mir klar, daß ich in Österreich beides, die Kinesiologie und die Algen, in meiner Arbeit verbinden würde.

Aus der Kinesiologie stammt der mittlerweile überall bekannte Muskeltest. Der ausgestreckte und angspannte Arm läßt sich bei starker psychischer Energie kaum, bei schwacher leicht von einer anderen Person bewegen. Bei diesem Muskeltest geht es u.a. darum, etwas über Schwächen oder Überfunktionen anderer Muskelbereiche, Organe oder Energiebahnen – nach der traditionellen chinesischen Medizin Meridiane – zu erfahren. Durch Erkennen und Spüren, wodurch die Lebensenergie gestärkt oder geschwächt wird, können tief vergrabene emotionale Blockaden entdeckt werden. Die Auflösung der Blockaden geschieht durch diverse Hilfen und Mittel, deren Wirkung wiederum kinesiologisch über das Spüren des Kraftflusses im Organismus des Klienten abgefragt wird. Die AFA-Algen erwiesen sich dabei in über 90% der Fälle als Unterstützung. Es scheint, daß die Auflösung von emotionalen Dramen, die mit viel Energie im Organismus gespeichert worden sind, auch extra Energie zur Befreiung und Lösung brauchen.«[17]

»Ich habe die Kinesiologie und die Algen in meiner Arbeit verbunden«

[17] *Hans Ludwig hat seine Geschichte zum Teil schriftlich, zum Teil mündlich in einem Gespräch skizziert. Er steht den LeserInnen gern als Ansprechpartner für weitere Fragen zu den blaugrünen Algen zur Verfügung.*

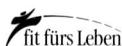
Gestalte Dein Leben

In ihrem Buch »August Celebration« erzählt die Bestseller-
und TV-Drehbuchautorin *Linda Grover*, wie sie 1992 in eine
August-Feier der Firma Cell Tech hineingeraten und begeistert
worden ist.[18] *Linda* ist keine von denen, die ein Algenwunder
erlebt haben. Sie geht skeptisch an die Sache heran und ist
der Hektik und Oberflächlichkeit des Fernsehalltags ebenso
überdrüssig wie der kalifornischen New-Age und Müsliszene.
Sie kennt den See und die Bewohner von Klamath Falls gut
und suchte damals dort mit ihrem Partner, dem Künstler *Tom
Daugherty*, ein Haus zum Wohnen. Beide geraten in den
Bann der Algenfeierer, die im Städtchen von etlichen Altein-
gessenen belächelt oder ignoriert werden. Auf die Frage, was
das Geheimnis der Algen sei, bekommen sie meist zur Antwort:»*Du mußt sie einfach nehmen, dann weißt du's!*« Das
verstärkt ihr Mißtrauen noch. Den Auslöser, schließlich doch
einen Versuch zu wagen, besorgte eine eigentümliche Geschichte: Ein Angler hat im See einen kapitalen Stör gefangen,
der, wie Nachforschungen ergeben, über 40 Jahre alt gewesen
sein muß. Die Algen!?

Beim ersten Selbstversuch geschieht mehrere Tage lang
nichts. *Linda* fühlt sich nachmittags schläfrig, was von den
Experten der »August Celebration« als eine Art Entgiftungser-
scheinung gewertet wird. Raucher, die mit den Algen beginnen, hätten zunächst oft Hustenanfälle, andere verspürten eine Müdigkeit, sagen sie. Tatsächlich verschwindet die Lust am
Mittagsschläfchen bald wieder und eine angenehme, wenn
auch nicht vor Energie schäumende Wachheit stellt sich ein.

*Eine angenehme
Wachheit stellt sich
ein*

[18] *Grover, op. cit. (Lindas Geschichte ist in knapper Zusammenfas-
sung wiedergegeben. Ihr Buch befaßt sich überwiegend mit der Firma selbst, den Begründern, der Idee dahinter und dem speziellen
Marketing.)*

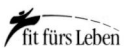

Eine Phase intensiver Träume durchleben beide Partner gleichzeitig. Tom beginnt eines Nachts eine Holzschnitzerei, bleibt bis zum nächsten Abend wach. In einer Woche vollendet er sein Meisterwerk, einen Hirschen mit Frauengestalt. Hinweis auf feminine Aspekte? Seine Kreativität ist offensichtlich stärker als je zuvor. Sind es die Algen? Vielleicht die Natur ringsum oder *Kollmanns* Enthusiasmus?

Die Verständigung mit anderen Menschen verbesserte sich

Linda ist bald vom Wert der Algen überzeugt. Ein Puzzlespiel, das ihr nie gelingen wollte, weil sie die Form des gesuchten Teils nicht im Gedächtnis halten konnte, geht plötzlich sehr gut. »*Offensichtlich hatte eine Synapse im Gehirn ihre Verbindung gefunden.*«[19]

Essen hat nicht mehr ein solches Gewicht in ihrem Leben. Sie schließt daraus, daß Übergewicht aus einem Mangel an wirklich nahrhafter Kost entsteht. Frustriert, weil selbst das normale Gemüse keinen Nährwert, keine wertvollen Mineralien und Vitamine mehr hat, signalisiert der Instinkt: mehr essen, unzufrieden, ungesättigt! Und jemand, der kaum noch aus seinem Fernsehsessel kommt und den Kühlschrank nur mit Mühe erreicht, hat sicher nicht die Kraft zu Optimismus und Veränderungswillen.

Linda bemerkt auch eine Verbesserung in der Partnerschaft. Die Verständigung mit ihrem Freund, ihren Kindern und schließlich der Gemeinschaft gelingt immer besser, die Scheuklappen öffnen und weiten sich, ein Gefühl der tieferen, »organischen« Verbundenheit erwacht. Ihre vier Kinder werden später durch die Algen auf individuelle Weise in ihrer Entwicklung gefördert. Bei dem einen verschwinden die Leseschwierigkeiten, bei einem anderen eine chronische Müdigkeit, bei der Tochter chronischer Geldmangel.

[19] *Grover, op. cit., p. 40*

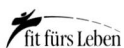
Nach einigen Monaten regelmäßiger Algeneinahme lautet das Resümee der Autorin: »*Mein Leben war reicher, mein Verhalten weniger verkrampft geworden. Wenn ich mich im Haus so umsah, wurde mir klar, daß alles besser klappte. Ich verlor nicht mehr so viele Sachen. Die Schubladen waren geordneter. Ich arbeitete mehr als früher, aber es war zugleich mehr Zeit da. Wir begannen den Tag um sechs Uhr früh (verblüffend!) und hatten noch zwölf Stunden später genug Energie für tolle Stunden bis zur Schlafenszeit – und darüber hinaus. Ich hatte immer gewußt, daß ein solches Leben möglich war, ein Leben, das scheinbar niemand vergönnt ist: glücklich, nicht gehetzt, produktiv. Ich näherte mich dem Leben von einer neuen Seite, fand Zugang zu den besseren Teilen meiner selbst, und zwar in einem ganz bodenständigen Sinne*«[20]

»Unsere Energie vermehrte sich unglaublich«

»Ich brauche die Algen wie Wasser und Luft«

»*Mein Leben war plötzlich, als hätte jemand das Licht angeknipst*«, schwärmt *Bonnie Seltzer,* die jahrelang unter einer starken Nervenschwäche litt. Ihre Nervenstränge hatten buchstäblich begonnen, auszufransen und zu splittern wie sprödes Haar. Ein erster Versuch mit blaugrünen Algen hatte zunächst keine Wirkung gezeigt. Beim zweiten Versuch experimentierte sie mit der Dosierung und fand heraus, daß ihr kranker und ausgelaugter Körper 24 Kapseln pro Tag brauchte.

»*Nie zuvor hatte irgend etwas mein Durchhaltevermögen, meine körperliche Kraft und geistige Klarheit derart gestärkt. Meine Fähigkeit zur Streßbewältigung und mein Op-*

[20] *Grover, op. cit., p. 40*

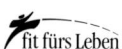
timismus waren enorm gewachsen. Eines Morgens, nachdem ich die Algen einige Wochen in der hohen Dosis genommen hatte, wachte ich mit einer Lebenslust auf, wie ich sie seit Jahren nicht mehr erlebt hatte. Normalerweise würde ich die zwei Kilometer zu meiner Arbeit im Auto fahren. Heute wollte ich zu Fuß gehen. Meine Mutter war besorgt, daß meine Beine nachgeben würden – was schon häufiger ohne Vorwarnung passiert war. Aber eine innere Stimme sagte mir klar und deutlich: ›Du schaffst es!‹ Diesen Tag werde ich nie vergessen. Freudentränen überströmten mein Gesicht, als ich schließlich, nach anfänglichen Schwierigkeiten, mein Ziel erreichte. In der nächsten Zeit reichte meine Kraft zwar nur, um die Strecke ein paarmal pro Woche zu gehen, aber es war eindeutig der Wendepunkt in meiner Suche nach Heilung.«

Blaugrüne Algen sind eine unvergleichbare Powernahrung

Sie wollte auch überprüfen, ob die Algen nun die Ursache ihrer Nervenkrankheit behoben hätten und ließ ihre Ration auslaufen. Doch sehr schnell stellte sich heraus, daß sie sich ohne die Algen so schlecht fühlte wie zuvor. Nahm sie wieder ihre Ration, kehrte das Wohlgefühl zurück. *»Seitdem weiß ich, daß ich diese Nahrung so nötig habe wie Luft und Wasser. Doch wenn mich jemand fragt, ob die Einnahme der Algen zur Heilung geführt habe, muß ich – speziell was das Wort ›Heilung‹ betrifft – verneinen. Die AFA-Algen sind eine Power-Nahrung wie keine zweite, aber sie sollten nicht als Medikament im Sinne unserer westlichen Auffassung von Krankheit und Gesundheit verstanden werden.«*[21]

Bonnie ist eine der mittlerweile 300.000 Multilevel-Marketing-Vertreter, die die Algen vertreiben. Im Internet berichten weltweit an die 200 Webpages von kleinen und größeren Algen-Wundern. Das »Animal Connection Network« bringt Sto-

---

[21] *Diese Geschichte von Bonnie stammt aus dem Internet*

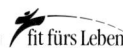
ries von Katzen, Hunden und Pferden, deren Wunden, Knochenbrüche, Arthritis und nervöse Leiden besser heilten, nachdem ihnen die blaugrünen Algen (mit dem Futter gemischt) eingegeben worden waren. Tiergeschichten haben den Vorteil, daß sie gegen den Placebo-Einwand (»Der Glaube allein hat geholfen«) gefeit sind.

Bei Tieren gibt es keinen Placebo-Effekt

Algenmix und Muttermilch

Sie war immer stolz darauf gewesen, gesunde Nahrung zu essen, regelmäßig Bewegungsübungen zu machen und Hunderten von Klienten zu einer optimalen Gesundheit verholfen zu haben. Dennoch – ein kleiner, aber anscheinend nicht zu entfernender Makel störte die Londoner Ärztin und Ernährungsberaterin *Dr. Gillian McKeith:* weiße Flecken auf ihren Fingernägeln. Durch Labortests ließ sie sich ihre Vermutung bestätigen. Es handelte sich um einen Mangel an Zink.

Zinkmangel wird in Zusammenhang gebracht mit Unfruchtbarkeit, Fehlfunktionen des Immunsystems, sowie Haar-, Haut- und Nagelproblemen. Die Ärztin hatte schon Jahre hindurch Zink als Nahrungsergänzung genommen – in Kapseln, Tabletten, Pastillen und auch in flüssiger, kolloider Form. Der Mangel blieb aber bestehen und die Fingernägel waren weiterhin übersät mit kleinen, weißen Punkten. Da sie sich der Gefahren von Zinkmangel bewußt war und sie gerne schwanger werden wollte, achtete sie weiter auf Angebote und neue Erkenntnisse im Bereich alternativer Heilmethoden.

Während ihrer Arbeit als Moderatorin der Gesundheitssendung *Healthline Across America* interviewte sie einen Gast, der eine heimtückische Art von Leukämie überlebt hatte. Nach radiologischer und chemotherapeutischer Behandlung hatte er von diesen Therapieformen genug gehabt und das

33

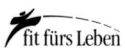
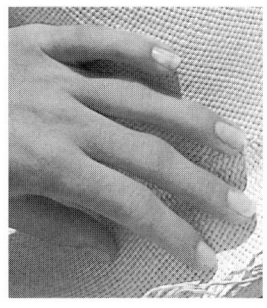

Krankenhaus auf eigene Verantwortung verlassen. Ebenso brach er alle konventionellen Behandlungen ab, die er für die Ursache seiner Zustandsverschlechterung hielt. Zehn Jahre später, als Gast in *Gillians* Sendung, fühlte er sich blendend. Er sei frei von Leukämie, erzählte er. Auf die Frage der Moderatorin, wie er das geschafft habe, war seine Antwort: *»Ich nehme jeden Tag blaugrüne Algen vom Klamath Lake.«*

Gillian empfand dieses Gespräch als einen deutlichen Anstoß und Fingerzeig, so viel wie möglich über die damals auch in den USA noch ziemlich unbekannten Algen herauszufinden. Sie nahm die Blaugrünalgen regelmäßig ein und stellte fest, daß die weißen Flecken auf ihren Fingernägeln nach drei Monaten völlig verschwunden waren. Als sie schwanger wurde, nahm sie jeden Morgen einen Algendrink, den sie sich aus Apfel- und Aloevera-Saft, gemischt mit Wasser und zwei Teelöffeln Algen mixte. Sie hatte das Gefühl, ihr Baby und ihre Gebärmutter würden sich »ausdehnen«.

Nach drei Monaten waren die weißen Flecken auf ihren Fingernägeln verschwunden

Die Ärzte staunten, als *Gillian* mit ihrer eher schmächtigen Figur ein acht Pfund schweres Kind zur Welt brachte. Sie nahm weiter ihr Algenmixgetränk. Die Gynäkologin bestätigte, daß sie selten eine derart kräftige, dickcremige Muttermilch gesehen habe.

Frau *Dr. Gillian McKeith* führte ihren anhaltend hohen Energiepegel und die gesunde Entwicklung ihres Babies auf die Wirkung der Algen zurück. Sie wurde zu einer der wichtigsten öffentlichen Fürsprecherinnen der Klamath Algen. Als Ärztin kann sie aus ihrer eigenen Praxis von zahlreichen Fällen berichten, wo die Algen offensichtlich geholfen haben. (Auf einige werden wir im Kapitel »Aus der Praxis« näher eingehen).[22]

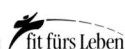
Jenseits von Placebo

Der junge Heilpraktiker *Cedric Parkin* hatte sich bereits intensiv mit tiefergehenden Fragen nach dem Sinn des Lebens befaßt, als er eines Abends, am 6. August 1990, mit dem Auto gegen einen Baum raste. Er lag darauf zwei Tage lang klinisch tot auf der Intensivstation. Herz und Lunge mußten künstlich am Leben erhalten werden. Das Erstaunliche war, daß ihm während dieser Zeit ein überaus klares Bewußtsein blieb. Anders als bei vielen Berichten von Menschen, die im Koma Visionen von himmlischem Licht oder Engelschören, von Verstorbenen oder Heiligen hatten, war dieses Bewußtsein leer. Nichts und Alles zugleich, kein Unterschied zwischen außen und innen, zwischen Ich und den Anderen. Ein grenzenloser, zeitloser »Raum«.

Es gab keinen Unterschied mehr zwischen innen und außen

»Ich habe in dieser Phase, in der es für mich weder Zeit noch Raum gab, die Wahrheit meiner selbst als grenzenloses Bewußtsein erfahren, das sich seiner selbst gewahr ist. Als dann wieder Bilder im Bewußtsein erschienen, Gedanken, Gefühle, der Körper, da gab es eine Art Schock. Es wurde mir klar, daß dies alles nicht real ist, weil es in dem erscheint, was ICH BIN. Diese Erfahrung erschütterte all das, was ich zuvor über mich und die Welt angenommen hatte.« [23]

Cedric hatte zuvor bei dem marokkanischen Schamanen und Sufilehrer *Jabrane Sebnat* studiert. Doch bald erschien eine

[22] *Gillian McKeith, »Miracle Superfood: Wild Blue-Green Algae. The nutrient powerhouse that stimulates the immune system, boosts brain power and guards against disease«, Keats Publishing 1997, p. 6/7*
[23] *»Mythos Erleuchtung« Interview mit OM C. Parkin von Christian Salvesen, Connection 12/95 und Video von der »Satsang-Allionce«, Hamburg 1995*

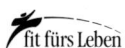

Lehrerin mit einem ganz anderen spirituellen Hintergrund:
die Amerikanerin *Gangaji.* Sie gibt die alte indische Lehre
des *Advaita,* der Nicht-Zweiheit weiter. Wie bei dem indischen Yogi *Ramana Maharshi* geht es dabei um die zentrale
Frage: *»Wer bin ich wirklich – jenseits von Körper, Geist und
allem Persönlichen?«* Diese Lehre der SELBSTerforschung[24]
sollte von nun an der Mittelpunkt in *Cedrics* Leben sein.
Gangajis indischer Lehrer *Sri Poonja* gab ihm den Namen
OM und er begann das zu lehren, was seine Lehrerin *Gangaji*
auch lehrt: Selbsterforschung.

*»Wer bin ich
wirklich – jenseits
von Körper und
Geist?«*

Was hat das alles mit den blaugrünen Algen zu tun? Nun, *OM
C. Parkin* nimmt sie regelmäßig und empfiehlt sie einem
Kreis von Kunden. Etwa als Weg zur Erleuchtung? Keines-
wegs. Das können die Algen sicher nicht leisten. Doch der Au-
tounfall hatte seine körperlichen Nachwirkungen. Äußerlich
ist dem jungen, athletisch gebauten Mann nichts anzumer-
ken. Es sind auch keine Gehirnschäden festgestellt worden,
jedenfalls konnte die Schulmedizin keine nachweisen. Doch
Störungen in der Funktion des zentralen Nervensystems waren offensichtlich. Visuelle und auditive Reize konnten nicht
mehr harmonisch selektiert werden, was zu einer ständigen
Reizüberflutung führte. Die Kopfschmerzen und Erschöp-
fungswellen, die einige Monate extrem waren, kamen später
wie aus heiterem Himmel immer wieder.

OM suchte nach effektiven Wegen, Körper und Geist in einer
gesunden Balance zu halten. Er begann mit Fitnesstraining,
Gewichtheben. Das verhalf ihm zur Erdung. Aber wie konnte
dem Gehirn geholfen werden? In Amerika stieß er 1992 auf
die blaugrünen Algen vom Klamath Lake.

[24] *Das Wort »Selbst« wird im Rahmen dieser Lehre groß geschrieben,
um es von dem persönlichen Selbst, wie es z.B. in der westlichen Psy-
chologie erforscht wird, zu unterscheiden. Es entspricht eher dem
Sanskritbegriff des »Atman«*

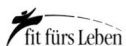

»Ich probierte sie aus, und die Wirkung war, weit jenseits eines Placeboeffekts, gelinde gesagt erstaunlich. Nachdem ich im Laufe der Jahre schon viele Produkte, die eine Vitalisierung des Organismus versprechen (wie z.b. Ginseng) ohne sichtbaren Erfolg ausprobiert hatte, erlebte ich zum ersten Mal einen offensichtlichen und anhaltenden Heileffekt: Die verfügbare physische Energie nahm deutlich zu. Das frühabendliche Energietief glich sich mehr und mehr dem Tagesniveau an. Gleichzeitig sank das natürliche Schlafbedürfnis um 1–2 Stunden. Doch die deutlichste Wirkung war die Stärkung und Harmonisierung der Gehirntätigkeit, was sich unter anderem in gesteigertem Konzentrationsvermögen ausdrückte.«

Zwar können wir hier nicht von einer Heilung im medizinischen Sinne sprechen, denn den Kopfschmerzen und anderen Störungen liegt kein objektiver Befund zugrunde. Das Gehirn funktioniert ja ohne meßbare Beeinträchtigung. Außerdem sind die Symptome durch die Alge nicht verschwunden. Sie tauchen nur - solange *OM* die Alge einnimmt - seltener und weniger stark auf. Die grundsätzlich vitalisierende Wirkung kann ihm jedoch niemand streitig machen.

Interessant sind *OM Parkins* von verschiedenen Forschern angeregten Überlegungen, wie die Alge ihre Energie auf das Gehirn überträgt. Er behauptet nämlich, daß sich die Sonnenenergie, die im hohen Chlorophyll-Gehalt der Alge gespeichert sei, als Schwingung auf die körpereigenen Zellen übertrage. Sie wirke auf diese Weise *»dynamisierend auf den gesamten Organismus, auch auf die Psyche. Den Körperzellen wird die höchste Schwingungsfrequenz reinen Lichts zugeführt.«*[25]

»Die deutlichste Wirkung war die Stärkung und Harmonisierung der Gehirntätigkeit«

[25] *Quelle: Parkins eigene Broschüren und Flyer zu den blaugrünen Uralgen sowie privat geführte Gespräche*

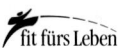
**Ist die Alge eine Nah-
rung für das Gehirn?**

Damit ist eine spannende Frage angesprochen, auf die wir im Folgenden eingehen werden: Wie sind Geist und Materie verbunden? Konkret: Ist die Alge eine Nahrung für das Gehirn, und wenn ja, wie funktioniert eine solche Ernährung?

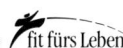

3. Symphonie der Nährstoffe – Elixier fürs Gehirn

Der verwandelte Biochemiker

Zu den vielen Menschen, die sich begeistert über die Wirkung der AFA-Algen äußern, gehören namhafte Wissenschaftler. In ihren Publikationen weisen sie auf der Grundlage neuester biochemischer Forschungen nach, warum die Mikroalgen so wertvoll für Körper, Geist und Seele sind. Neben dem Biologen *Dr. William T. Barry,* der Ärztin *Dr. Gillian McKeith* und dem Bestsellerautor *Dr. Gabriel Cousens* ist der Chemiker *Prof. Dr. Karl J. Abrams* mit einer umfassenden Untersuchung »Algae to the Rescue!« an die Öffentlichkeit getreten.

Als *Dr. Abrams* die Algen 1995 von einem Freund als »Wundermittel zur Gesundheit« empfohlen wurden, war er überaus skeptisch. Jahrelang hatte er die Regale der Health-Food-Läden nach Pülverchen, Elixieren und Pillen durchsucht, die seinen beruflichen und privaten Stress abbauen sollten. Vergeblich. Müdigkeit und Depression nahmen trotz geballter Vitamin- und Proteinkost zu. Doch er machte einen letzten Versuch. *»Innerhalb weniger Wochen fühlte ich, wie mein zehrender Zynismus einem glühenden Glauben und einem Wohlgefühl wich, das ich seit meiner Kindheit nicht mehr erlebt hatte.«* Das spornte ihn dazu an, die chemischen Hintergründe dieses Algenwunders in einem Buch darzustellen.

»Wenn ich andere davon überzeugen kann, daß der magische Schlüssel zu einer erneuerten, dauerhaften Gesundheit und Lebensfreude in der täglichen Einnahme eines besonders reinen und reichhaltigen Nährstoffes liegt, dann nur deshalb, weil ich selbst daran glaube. Doch ich bin mehr als nur ein Fan. Als Chemiker und Wissenschaftler habe ich mich entschlossen, die wissenschaftlichen Geheimnisse jener Supernahrung, die mein Leben veränderte, zu knacken. Und ich habe genug Fortschritte in meiner Arbeit gemacht, um nun die Wahrheit mitzuteilen. Dies ge-

Müdigkeit und Depression nahmen trotz geballter Vitamin- und Proteinkost zu

39

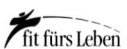
schieht sinnvollerweise in der eleganten Weise sachlicher Wissenschaft, wobei jedoch eines unangezweifelt bleiben wird: Das Wunder des primären und potentesten Nährstoffes der Erde«.[26]

Die Zellen der AFA-Algen sind zwar sehr viel kleiner als Pflanzen- oder Tierzellen, weisen aber mehr Nährstoffe auf

Die Zellen der AFA-Algen sind zwar viele hundert Mal kleiner als die von Pflanzen und Tieren, doch in ihrem Angebot an Nährstoffen übertreffen sie alle anderen. Die Ausgewogenheit ihres Profils inspirierte *Prof. Abrams* zu einem poetischen Vergleich:*»Die 64 Mikronährstoffe in AFA sind wie die Musikinstrumente in einer biochemischen Orchester-Symphonie. Spielen alle zusammen, kommt die volle Kraft und Schönheit jedes einzelnen nährenden Instruments richtig zur Geltung.«*[27]

Werfen wir einen Blick auf die Tabelle der Nährstoffe (Seite 63/64). An ihr wollen wir uns auf den folgenden Seiten orientieren. Solange sie leben, bestehen die Algen zu 95% aus Wasser. Das Wasser wird der Alge im Trocknungsprozess vollkommen entzogen. Deshalb beziehen sich alle Angaben auf das Trockengewicht. Die vier Hauptgruppen sind Protein (Eiweiß), Kohlenhydrate (Zucker), Mineralstoffe und Lipide (Fett bzw. Fettsäuren). Die weiteren Inhaltsstoffe werden in diese vier Gruppen eingeordnet. Protein steht zwar mit 63% an erster Stelle, doch wir wollen mit den Fettsäuren beginnen. Sie stehen nämlich am Anfang der Entwicklung und sind deshalb in ihrem Aufbau und ihrer Funktion grundsätzlicher, zugleich auch einfacher zu verstehen.

[26] *Karl J. Abrams, »Algae to the Rescue. Everything you need to know about Nutritional Blue-Green Algae«, Logan House Publications 1996, Preface, p. XIVf. Diesem Werk sind die detaillierten Informationen und Quellennachweise zum Kapitel »Symphonie der Nährstoffe« entnommen, soweit nicht anders vermerkt*
[27] *Abrams, p. 13*

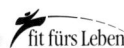
Fettsäuren – Von außen nach innen

Wie unterscheiden wir zwischen außen und innen? Wo und was ist die Grenze? Ist es unsere Haut? Im biologischen Sinne, ja. Außen sind die Kräfte, Strahlen und Informationen, die an der äußeren Schicht des Organismus aufgenommen oder abgewehrt werden – je nachdem, ob sie seinem Innenleben helfen oder schaden.

So einfach und selbstverständlich diese Struktur von außen und innen scheint – zu Beginn des Lebens gab es sie nicht. Auch sie ist an einem frühen Punkt der Evolution entstanden und hat sich anschließend weiterentwickelt. Im Urmeer taten sich zunächst einfache Fettsäuren zusammen und bildeten die Vorform einer Zellwand. Erst dann konnte sich »im Inneren« ein DNA-Molekül formen, das die nachfolgenden Generationen von Mikroorganismen programmierte. Seitdem schützt die Zellmembran der Uralge ihr Inneres vor schädlichen äußeren Einflüssen und verwandelt die Elemente außerhalb – Licht, Atmosphäre, Wasser und Erde – zum eigenen Vorteil innerhalb. Das ist natürlich kein Egoismus, sondern kommt, wie wir bereits an verschiedenen Beispielen erfahren haben, dem Ganzen zugute.

Im Urmeer taten sich zunächst einfache Fettsäuren zusammen

Die zarte, dünne Zellmembran der AFA-Alge besteht aus zwei molekularen Fettsäure-Schichten. Jedes der Fettsäuremoleküle hat einen (wasserlöslichen) Kopf und zwei (nicht-wasserlösliche) Fortsätze, dünn und lang wie ein Härchen. Dieser Schwanz oder Schweif besteht aus Kohlenhydraten und funktioniert biochemisch als Fettsäure. Alle Fettsäuren haben die Kopf-Schweifgestalt.

Für die Gesundheit der Zelle kommt es nun darauf an, ob der Schweif gerade, gebogen oder mehrfach gebogen ist. Die Fettsäuren mit einem starren Schweif heißen »gesättigt«, weil

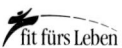
jedes Kohlenstoffatom die höchstmögliche Anzahl von Wasserstoffatomen an sich gebunden hat. Die mit den beweglicheren Schwänzen werden »einfach ungesättigt« oder »mehrfach ungesättigt« genannt, je nachdem, ob ihnen eines oder mehrere Wasserstoffatome fehlen.

Gesättigte Fettsäuren haben einen geraden, unbiegsamen Schweif. Damit festigen sie die Zellwand. Sind es zu viele, wird sie hart und starr. Die nährenden Moleküle können sich darin nicht genug bewegen. Wer sich überwiegend mit solchen gesättigten Fettsäuren (von Kuhmilch und Kokosnüssen) ernährt, muß mit internen Schwierigkeiten rechnen, etwa verhärteten Arterienwänden oder unregelmäßigen Herzschlagrhythmen. Die AFA-Membran enthält nur sehr wenige dieser Fettsäuren. Sie ist flüssig.

AFA-Algen enthalten einfach ungesättigte Fettsäuren

Einfach ungesättigte Fettsäuren haben einen leicht gebogenen, beweglicheren Schweif. Dadurch wird auch die Zellmembran geschmeidiger. Diese Fette gibt es z.B. in AFA, kaltgepreßtem Oliven- und Mandelöl. Der hohe Anteil an ungesättigten Fettsäuren macht AFA zu einem Segen für unsere Haut. Sie wird geschmeidig und kann besser entgiften. Gestärkt wird auch das Immunsystem. Die weißen Blutzellen können sich in unseren Körperflüssigkeiten schneller bewegen und Eindringlinge wie Viren und Bakterien besser abwehren.

Mehrfach ungesättigte Fettsäuren haben einen mehrfach gebogenen, sehr beweglichen Schweif, was die Flexibilität der Zellmembran wesentlich erhöht. Sie machen 25% vom Gewicht des menschlichen Gehirns aus und finden sich in sehr hoher Konzentration in AFA-Algen, aber auch in kaltgepreßtem Sonnenblumen-, Sesam-und Sojabohnenöl.

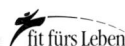
Essentielle Fettsäuren - Intelligenz aus der Muttermilch

Nun wird es etwas kompliziert. Die Biochemiker unterscheiden nämlich zwischen essentiellen und nicht-essentiellen Fettsäuren. Die essentiellen können nicht vom Körper selbst produziert, sondern müssen von außen mit der Nahrung aufgenommen werden. Es sind kräftige Biomoleküle, auch als Vitamin F bezeichnet, die für das Wachstum und die Erneuerung der Haut, der Blutgefäße und der Nervengewebe mitverantwortlich sind. Wir werden sehen: Mitverantwortung wird im Körper groß geschrieben. Jedes Element oder Molekül arbeitet mit anderen zusammen und ist zugleich unerläßlich.

Mangelt es an essentiellen Fettsäuren (EFA bzw. Vitamin F), dann produziert die Thymusdrüse weniger Abwehrzellen. Auch das Atmen fällt schwerer, die Zellmembranen verlieren ihre gleitende Geschmeidigkeit. Weitere Mangelerscheinungen sind Magersucht, Hyperaktivität, Akne, trockene Haut, Haarausfall, Durchfall und langsamere Wundheilung. Je mehr essentielle Fettsäuren, desto besser arbeitet das Herz. Der Cholesterolgehalt im Blut nimmt ab, wird aus den Arterienwänden gespült.[28] Das Gehirn funktioniert bestens, die Gedanken und Ideen sprudeln nur so - dank essentieller Fettsäuren. Das mag übertrieben klingen. Doch je tiefer wir in die vielfältigen Zusammenhänge blicken, desto deutlicher erscheint eine Intelligenz dahinter, die schon manchen nüchternen Wissenschaftler auf theologische Gedanken brachte.

Essentielle Fettsäuren sind wichtig für das Gehirn

[28] *Viele Herzpatienten haben zu wenig essentielle Fettsäuren (EFAs) und sollten sie zur Vorsorge einnehmen, berichtete das Magazin »Time« am 5. September 1994*

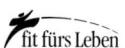

Was macht Muttermilch so unersetzlich? Nicht zuletzt ein Mikronährstoff, der nur in ganz wenigen Nahrungsmitteln vorkommt: Die Gamma Linolsäure (GLS). Sie gehört zu den sogenannten Omega-6-Fettsäuren, ist essentiell und lebensnotwendig. Schon eine kleine Menge GLS kann die Stimmung und Intelligenz heben und unerwünschtes Körpergewicht senken. Das Öl der Nachtkerzen (Abendprimel, eine Schlüsselblume) enthält diesen Zaubersaft und wurde daher in Merry Old England »des Königs Allheilmittel« genannt.[29] Die AFA-Algen haben jedoch viel mehr davon und sind in ihrer Bedeutung durchaus mit der Muttermilch zu vergleichen.

Sind mit Muttermilch genährte Babys intelligenter?

»Erhöhung des Intelligenzquotienten durch Algen in Babyrezeptur« (»Boosting IQs With Algae In Infant Formula«) lautete einer Schlagzeile im »Wall Street Journal« vom 4. Dezember 1995. Der Hintergrund: Die an der New Yorker Börse notierte »Martek Biosciences Corp.« hatte aus blaugrünen Mikroalgen eine Fettsäuren-Rezeptur kreiert, die von unabhängigen Forschern getestet und als förderlich für die geistige Entwicklung von Babys erachtet worden war. Gesunde, mit der Brust genährte Babys weisen einen Intelligenzquotienten auf, der um drei bis fünf Punkte höher liegt als bei gesunden Babys, die keine Muttermilch bekommen. Wissenschaftler führen dies auf eine Substanz zurück, die in der Muttermilch zu 0,5% vorkommt: DHA (Decosahexaen-Säure). Die WHO (Weltgesundheitsorganisation) und die UN-Nahrungs- und Landwirtschaftsorganisation empfehlen DHA in allen Rezepturen für vorzeitig und normal geborene Babys. Der Körper baut sie aus der halbessentiellen 3-Omega-Fettsäure Eicosapenten (EPA) auf.

Kaltwasserfische wie Lachse und Makrelen ernähren sich von blaugrünen Mikroalgen und haben deshalb in ihren Ölen EPA

[29] *Abrams, op. cit., p. 42*

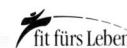
und DHA. Wer – wie die Eskimos auf Grönland – viel davon ißt, stärkt seine Gesundheit in ganz unterschiedlichen Bereichen. *Prof. Abrams* führt dazu mehrere Beispiele und die entsprechenden wissenschaftlichen Quellen an: Zigarettenraucher könnten sich besser vor Lungenschäden[30] und Nierenverfall[31] schützen, Gichtschmerzen und Entzündungen würden abgemildert,[32] generell träten weniger Probleme bezüglich Herzkrankheiten, Blutdruck, Arthritis, Migräne, Depression u.a. auf.[33] Fischöl gleicht die unter Umständen schädliche Wirkung der Arachidon-Säure (AA) aus Tierfett aus. Andererseits heißt es in einem »Wellness Letter« der Berkeley-Universität, Fischöl sei nicht der sicherste Weg, um an essentielle Fettsäuren zu kommen. Als Alternative wird die regelmäßige Einnahme von AFA-Algen empfohlen.[34]

Kaltwasserfische ernähren sich von blaugrünen Mikroalgen

Das Kapitel essentielle Fettsäuren ist unerschöpflich und wächst durch neue Forschungsergebnisse ständig. Sei es, daß sich das Cholesterol-lösende Lecithin von Eiern als weniger wirksam erweist als das der AFA, weil es zuviele gesättigte Fettsäuren enthält. Sei es, daß die Säure beim Aufbau des Nervensystems hilft[35] und ein Mangel zu Depressionen führen kann.[36] Oder nehmen wir das hormonartige, in seiner Wirkungsweise noch ziemlich unbekannte Prostaglandin, ebenfalls ein Aufbauprodukt essentieller Fettsäuren. Frauen, denen es daran (sowie an Eisen und Vitamin A) mangelt, leiden oft unter starken Menstruationsbeschwerden. Aspirintabletten erscheinen in diesem Zusammenhang als zweischneidi-

[30] *»New England Journal of Medicine«, Juli 1994*
[31] *»New England Journal of Medicine«, November 1994*
[32] *Terano, T. et al., »Eicosapentaenoic acid as a modulator of inflammation«, Biochem. Pharmacol., 1986, 35, pp. 779-85*
[33] *Abrams, op. cit., p. 40-44*
[34] *»Wellness Letter«, University of Berkeley, Kalifornien, Juni 1994*
[35] *»The Lancet«, 10. Juni 1995*
[36] *»Science News«, 2. Sept. 1995*

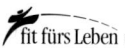
ges Schwert. Sie verhindern den Aufbau des schmerzregulie-
renden Prostaglandin.[37] Ein letztes Beispiel: Glycolipide
(Fettsäure mit Zucker) aus AFA konnten den HIV-Virus bei seinem Angriff auf menschliche T-Zellen stoppen und scheinen
eine Hilfe gegen AIDS zu sein.[38]

AFA-Algen sind reicher an essentiellen Fettsäuren als andere Pflanzen, Samen, Nüsse und Algensorten

AFA-Algen sind insgesamt reicher an essentiellen Fettsäuren
als andere Pflanzen, Samen, Nüsse und Algensorten. Im Vergleich: Borretschsamen 18-26%, Nachtkerzen 7-10%, Spirulina 0,7%, AFA 28%. Das liegt laut *Prof. Abrams* nicht zuletzt
an den klimatischen Bedingungen ihrer Heimat. Verglichen
mit den warmen Gebieten, wo die Spirulina-Algen gezüchtet
werden (u.a. in Mexiko, Hawaii, Kalifornien), ist es im über
1.000 m hoch gelegenen Klamath Lake recht kalt. Die Fettsäuren bildeten sich u.a. als Schutz vor der Kälte.[39]

Eine Dissertation an der Kieler Universität, die sich mit der
Einwirkung von Stickstoff auf einige grüne und blaugrüne Algensorten befaßt (darunter nicht die AFA, sondern Spirulina
Platensis), kommt zu dem Ergebnis: Die Fettsäureproduktion
läßt sich bei den blaugrünen Algen nicht durch eine Ände-
rung der Stickstoffzufuhr beeinflussen. Das wurde als ein
mögliches Kriterium zur Unterscheidung zwischen prokaryo-
tischen und eukaryotischen Organismen gewertet.[40]

[37] *Rao, R., Rao, U. and Srikantia, S., »Effect of polyunsaturated vege-
table oils on blood pressure in essentiell hypertension«, Clin. Exp.
Hypertension, 1981, pp. 27-38*
[38] *Journal of the National Cancer Institute, 16. August 1989*
[39] *»AFA kompensiert die Kälte, indem sie mehr von den flexiblen
Omega-3 Fettsäuren produziert«, Abrams, op. cit., p. 45*
[40] *Piorreck, Baasch, Pohl, »Biomass production total protein, chlorophylls, lipids and fatty acids of freshwater green and bluegreen algae
under different nitrogen regimes«, Kiel, Diss. 85 in Phytochemistry
23, No 2, S. 207-216*

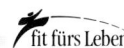
Zellwand: Grüne Goldgrube

In jedem Fall ist die AFA-Zelle eine nährende Goldgrube für unsere Gesundheit. Schauen wir sie uns genauer an: Ihre flüssige Außenschicht, die Zellmembran, enthält besonders viele Nährstoffe, die unser Organismus leicht aufnehmen und verdauen kann. Pflanzenzellen dagegen haben eine harte Zellwand. Sie besteht aus Zellulose, aus dicht gepackten Zuckermolekülen. (Die Endung»ose« bezieht sich auf alle Arten von Zucker im Körper). Unser Organismus verfügt nicht über die geeigneten Enzyme, um sie zu verdauen. (Wer's nicht glaubt, möge den Holztest machen). Die Wände von tierischen Zellen sind wie die der AFA-Algen aus Protein und anderen Nährstoffen, d.h., sie können ebenfalls vom menschlichen Organismus absorbiert werden, wenn auch nicht so leicht und vollständig.

Die AFA-Zelle ist eine nährende Goldgrube für unsere Gesundheit

Tierische Zellen sind jedoch viel größer und schwerer als die der AFA-Algen. Daher ist ihre Oberfläche insgesamt vergleichsweise kleiner und bietet weniger »Inhalt«. Zur Veranschaulichung: Stellen wir uns einen Fußball im Vergleich zu hundert Pingpongbällen vor und nehmen wir an, alle Bälle seien mit gleichgroßen Buchstaben beschrieben. Auf den hundert Pingpongbällen könnte man ein ganzes Buch unterbringen, auf dem Fußball nur einige Seiten. Hinzu kommt, daß sich die Membran der Algenzelle falten kann. Ihre Oberfläche gleicht der einer Walnuß oder der unseres Gehirns. Das bedeutet noch mehr Platz für – nennen wir es »nährende Informationen«.

Unsere schrumpeligen Algen-Pingpongbälle sind allerdings so winzig, daß wir ein Elektronenmikroskop brauchen, um irgendwelche Nährstoff-Buchstaben zu entdecken. Die auffälligsten und auch geheimnisvollsten dieser Buchstaben sind wohl die grünen Chlorophyll-Moleküle. Ohne sie könnten Al-

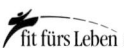
gen und Pflanzen nicht die Energie des Sonnenlichts nutzen, um Wasser und Kohlendioxyd zu binden und in Zucker umzuwandeln. Dabei wird Sauerstoff freigesetzt. Dieser als Photosynthese bekannte, noch nicht gänzlich erforschte Prozeß läuft bei den AFA in kleinen Biofabriken ab, den Thylakoid-Säckchen. Zusammen mit dem abwehrkräftigen Betakarotin formen die Chlorophyll-Moleküle Millionen lichtempfindlicher Antennen. Eingebettet in die Thylakoid-Membran empfängt jede Antenne jeweils ein Photon aus dem roten Sonnenlicht und gibt dafür ein Elektron weiter, das mit seiner negativen Ladung eine komplizierte Kettenreaktion auslöst.[41]

Ein erstaunlicher, unsichtbarer Vorgang, auf den wir bei einem Spaziergang durch den grünen Wald mit tiefen, erfrischenden Atemzügen dankend antworten. Mit ihrem Zauberwort »Grünkraft« (viriditas) hat *Hildegard von Bingen,* die berühmte Äbtissin und Kennerin der Naturheilkunde (1098-1179), den Nagel auf den Kopf getroffen. Grün ist die Farbe des Lebens, der Hoffnung, der Kreativität, der Bäume und Gräser – und der Algen.

Grün ist die Farbe des Lebens und der Algen

Genaugenommen sind die AFA-Algen ja blau-grün. Der blaue Farbton entsteht durch Phycocyanin-Proteine, die sich als blaue Partikel über die Innenseite der Zellmembran verteilen.[42] Sie sollen u.a. das Immunsystem stärken.[43] Die grünen Chlorophyll-Moleküle gleichen übrigens in ihrer sternförmi-

---

[41] *Abrams, op. cit., p. 16/17*
[42] *Abrams, p. 16*
[43] *Das blaue Pigment wurde Mäusen eingegeben (oral), deren Leber von Tumoren befallen war. Die Überlebensrate verdoppelte sich. »Die tägliche Gabe einer geringen Menge Phycocyanin unterstützt die normale Zellfunktion, bietet Schutz vor malignen Entwicklungen wie Krebs bzw. verhindert deren Wachstum oder Wiederauftreten«. (aus: »Spirulina in der Forschung«, in: Green Food News! bulletin, Verlag ÖKOmmunikation Berlin, 7/95)*

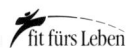
gen Struktur jenen Hämoglobin-Molekülen, die in unserem Körper den Sauerstoff aus der Luft transportieren.[44] Beim Chlorophyll steht Magnesium, beim Hämoglobin Eisen im Zentrum des »Sterns«. Doch die Moleküle sind verwandt. Wir haben einen chlorophyllartigen Stoff im Blut.

Mit dem Chlorophyll der AFA-Algen, das mit 3% vom Gehalt her höher liegt als bei allen grünen Pflanzen, nehmen wir zweifellos Energie auf. *Prof. Abrams* bemerkt, daß sich viele Menschen nach der Einnahme von Chlorophyll erfrischt fühlten. Etliche Algenfreunde schwörten darauf, daß der Sauerstoff im Blut angereichert würde. Nachgewiesen sei jedoch bisher nur, daß eine Dosis von 25 mg Chlorophyll pro Tag starke Menstruationsbeschwerden beseitigen könne. Außerdem spiele das im Chlorophyll enthaltene seltene Magnesium eine wichtige Rolle in vielen Stoffwechselprozessen.[45]

Mit dem Chlorophyll der AFA-Algen nehmen wir Energie auf

Tatsächlich hat die Forschung – gerade im Zusammenhang mit der ebenfalls chlorophyllreichen Spirulina-Alge – umfangreiches Material zum Thema Chlorophyll und Gesundheit zu bieten. In einem Vergleich zwischen AFA- und Spirulina-Algen werden wir noch auf die energetische Wirkung des Chlorophylls und der sogenannten Biophotonen zurückkommen.

Aminosäuren – Transmitter der Freude

Nicht zufällig weckte *Daryl Kollmann* seinerzeit mit der Spirulina-Algenzucht das Interesse der Öffentlichkeit. Hochwertiges Protein bzw. Eiweiß ist bekanntlich ein überaus be-

[44] *Chlorophyll: C55H72MgN4O5/Hämoglogin: C34H30N4Fe , nach Abrams, op. cit., p. 19*
[45] *Abrams, p. 20*

49

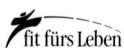
gehrter Nährstoff. Die AFA-Alge hat den höchsten Proteinge-
halt aller bekannten Nahrungsmittel.[46]

Darüber hinaus ist ihr (Glyco-) Protein hochwertiger und besser auf die Bedürfnisse unseres Körpers abgestimmt als das
(Lipo-) Protein von »regulärem Gemüse«[47] und Fleisch. Der
Körper muß das komplexere Lipoprotein in Glycoprotein umwandeln, das AFA bereits in reiner Form bietet. Je weniger
Energie der Körper für die Proteinverarbeitung aufwenden
muß, desto besser – vor allem für das Gehirn, das bei nur 2%
des Gesamtkörpergewichts immerhin 20% der Energie bzw.
des Sauerstoffs braucht. Das Protein von Rindfleisch wird z.b.
nur zu 20% absorbiert, das von AFA zu 85%. Je mangelhafter
die Verdauung der Proteine, desto eher können Bakterien
Gifte im Körper bilden.[48]

Je mangelhafter die Verdauung der Proteine, desto eher können Bakterien Gifte im Körper bilden

Knappe, eingängige Amino-Sätze

Proteine bestehen aus aneinandergeketteten Aminosäuren.
Ketten mit weniger als 60 solcher Glieder heißen Polypepti-
de, längere werden Proteine oder Enzyme genannt. Doch
grundsätzlich gibt es nur zwanzig Aminosäuren. Zur Veranschaulichung können wir uns diese zwanzig Aminosäuren als
Buchstaben eines biochemischen Alphabets vorstellen.[49] Po-
lypeptide und Proteine wären dann die daraus gebildeten
Worte und Sätze.

Je einfacher und knapper die Sätze sind, desto leichter kann
unser Organismus sie verstehen und verarbeiten. Die Proteine der AFA-Algen sind viel einfacher strukturiert als die der
Pflanzen und Tiere. So können sie bequem durch die Darm-

[46] *Abrams, op. cit., p. 22*
[47] *McKeith, op. cit., p. 18*
[48] *McKeith, p. 18f.*
[49] *Vorschlag von Abrams, p. 22*

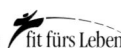

wände schlüpfen. Sie werden in Aminobuchstaben zerlegt, zu neuen Worten geformt und in die große, lebendige Körper-Bibliothek eingeordnet, wo sie bei den unterschiedlichsten Aufgaben mithelfen.

Die AFA-Algen können alle zwanzig Aminosäuren selbst herstellen, während den Pflanzen meist eine – auch für Vegetarier essentielle – Aminosäure fehlt. Der menschliche Organismus kann 10–12 Aminosäuren selbst aufbauen, den Rest, die sogenannten »essentiellen«, muß er über die Nahrung aufnehmen. Wir brauchen deshalb vor allem Nahrung mit Proteinen, die alle acht essentiellen Aminosäuren enthalten: Fisch, Fleisch oder AFA.

Die Alge als Brainfood

Die Aminosäuren stabilisieren den Blutzuckerspiegel, entgiften die Leber, helfen bei Strahlenschäden oder tragen als Botenstoffe Informationen aus. Serotonin z.b. informiert das Gehirn vom Darm aus über die Qualität der Nahrung. Besonders faszinierend ist die enge Verbindung von Aminosäuren und jenen Gehirnfunktionen, die – wie die Forschung bisher ergeben hat – für die seelisch-geistige Verfassung verantwortlich sind: ob depressiv oder euphorisch, stumpf oder geistig rege, vergeßlich oder konzentriert – darüber entscheiden demnach nicht zuletzt die Aminosäuren.

Aminosäuren bestimmen auch unsere seelisch-geistige Verfassung

Längst hat sich die Weisheit des alten *Paracelsus: »Laßt Nahrung eure Medizin sein«* auf der molekularen Ebene bestätigt. Gesunde Kost stärkt nicht nur den Körper, sondern wirkt über die Aminosäuren direkt auf das Gehirn. Nahrung fürs Gehirn – Brainfood, das bedeutet nicht einfach: Pepp dich auf mit Vitamindrinks! Dahinter verbirgt sich eine elektronenmikroskopisch feine Welt, in der ein kleinster moleku-

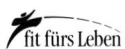

larer Eingriff Veränderungen im Gehirn und – wundersamerweise – in der Psyche auslösen kann.

Statt biochemischer Keulen in Form von starken Schlaftabletten oder Tranquilizern setzen etliche Ärzte heute gezielt Aminosäuren in Milligrammdosen ein: Tryptophan zum Beispiel gegen Depression. Mit dem Tryptophan-Level steigt anscheinend auch die Stimmung. Therapien auf dieser Basis konnten nachweislich Erfolge bei Über-Aggression, Depressionen und Schizophrenie verbuchen. Je mehr Tryptophan im Blut, desto mehr Serotonin, ein powervoller Neurotransmitter, der u.a. die Stimmung hebt und den Schlaf reguliert. Doch ist das Risiko eines Ungleichgewichts auch hier gegeben. Eine Aminosäure allein kann einiges Chaos im Gehirn stiften. Sie kann zum Beispiel anderen Aminosäuren den Zugang zum Gehirn versperren. Tryptophan sollte daher in der Therapie mit passenden anderen Aminosäuren, auch mit Vitaminen und Spurenelementen einhergehen.[50]

Eine Aminosäure allein kann einiges Chaos im Gehirn stiften

Die AFA-Algen bieten das gesamte Spektrum der Aminosäuren in ausgewogener Proportion. Laut einer Studie der »Nationalen Akademie der Wissenschaften« in den USA enthalten die blaugrünen Uralgen alle essentiellen Aminosäuren in genau jener Zusammenstellung, die sich der Mensch täglich zuführen sollte. Sie passen »wie der Schlüssel ins Schloß«.

[50] *Abrams, op. cit., p. 91 und Sagawa, T. Ishida et al., »Tryptophan 2, 3-dioxygenase-like activity of manganese«, »Journal of Molecular Catalysts«, Mai 1993*

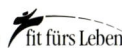
A. Essentielle Aminosäuren

Isoleucin	➡ Energie, Muskelbildung, stabilisiert Blutzucker
Leucin	➡ Energie, stabilisiert Blutzucker
Lysin	➡ (mit Vitamin B_6) Verdauung, Immunsystem, Haut (Kollagen)
Methionin	➡ gegen Erschöpfung, Depression, (Blei-) Vergiftung, Strahlung
Phenylalanin	➡ stimmungshebend (Endorphine), Konzentration, schmerzstillend
Threonin	➡ Immundynamo, Anregung der Thymusdrüse
Tryptophan	➡ baut Neurotransmitter Serotonin (»Schlafen«, »fühl dich gut«)
Valine	➡ stärkt Konzentrationsfähigkeit und Zielbestimmtheit

B. Die halb-essentiellen Aminosäuren

Arginin	➡ Essentiell für Kinder und Gestreßte, Immunsystem, Wunden
Histidin	➡ aktiviert weiße Blutzellen

C. Die nicht-essentiellen Aminosäuren

Alanin	➡ Energieaufbau, Muskelgewebe, Immunsystem (mit Zink/Vitamin B_6)
Aspartinsäure	➡ weiße Blutzellen, Immunsystem, Strahlung (Tschernobyl)
Asparagin	➡ (aus der Aspartinsäure) gegen Depression
Cystin	➡ »Anti-Alterungs-Nährstoff«
Glutaminsäure	➡ Neurotransmitter, Gedächtnis, mentale Wachheit, IQ
Glutamin	➡ DNA-Synthese, Neurotransmitter, »Brennstoff für das Gehirn«
Glycin	➡ beruhigend, entgiftend, wundheilend (Kollagen), bei Mangel: Alzheimer
Prolin	➡ im Neurotransmitter Substanz P., erhöhte Lernfähigkeit
Serin	➡ baut Gehirnproteine, die DNA und Zellmembrane auf
Tyrosin	➡ antidepressiv« (Dopamin) Immunsystem, Gedächtnis

53

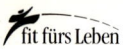

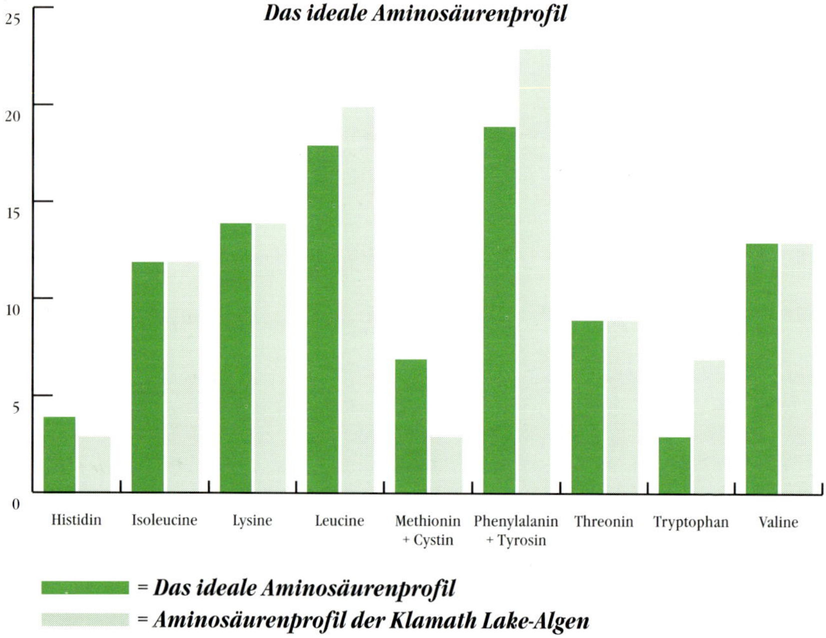

Das ideale Aminosäurenprofil

© Food & Nutrition Council, USA

Histidin · Isoleucine · Lysine · Leucine · Methionin + Cystin · Phenylalanin + Tyrosin · Threonin · Tryptophan · Valine

■ = **Das ideale Aminosäurenprofil**
■ = *Aminosäurenprofil der Klamath Lake-Algen*

Nukleinsäure – das Programm läuft

Die Klamath Lake-Algen haben ein ideales Aminosäurenprofil

Aus der Glutaminsäure macht unser Gehirn Glutamin, einen Neurotransmitter, der den Aufbau der DNA mitzuverantworten hat. (Deoxyribonuclein-Säure, im engl. DNA, das A steht für acid = Säure). Für die Entdeckung des DNA-Moleküls wurde bekanntlich der Nobelpreis vergeben. Die DNA (bzw. DNS) – der »Kode des Lebens« – sitzt im Zentrum jeder Zelle. Knapp gesagt handelt es sich um eine spiralförmige Kette von Molekulargruppen auf Zucker-, Phosphat- und Stickstoffbasis, aus denen Protein- und Enzymketten gebaut werden, auch »Gene« genannt. Die DNA gibt ihre genetische Information an nachfolgende Zellgenerationen weiter, indem sie eine Kopie

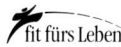
von sich erstellt. Je nach Anordnung der Moleküle sind die »Kinder« Algen, Insekten, Vögel oder Menschen. Das Programm bestimmt, ob unsere Augen braun oder blau, möglicherweise auch, ob sie scharf oder stumpf sind.

Bei fast allen Lebewesen hat die DNA die Form einer Doppel-Helix, bei der AFA-Alge besteht sie jedoch aus einem einfach gedrehten Molekül. *Hans Ludwig* entdeckte das Wortspiel »Algen = Alle Gene«. Er ist – wie etliche andere Kenner der AFA- und der Spirulina-Alge – davon überzeugt, daß die DNA der Uralge eine besondere Power hat. In diesem Zusammenhang ist von der »Urinformation des Lebens« die Rede.[51] In jedem Fall hat sich das Ur-Programm erfolgreich durchgesetzt. Da die DNA der blaugrünen Alge nicht in einem Zellkern eingeschlossen ist, kann sie sich, wie Bakterien, leicht und schnell auch extremen Umweltveränderungen anpassen. Bei Bedrohung der Lebensbedingungen können die Algen/Bakterien innerhalb von 20 Minuten neue Generationen bilden, die auf die veränderten Gegebenheiten eingestellt sind. Unsere Zellen, deren DNA mit einem Zellkern umgeben ist, bräuchten für ähnliche Umstellungen 10.000 oder, wie *Daryl Kollmann* meint, sogar Millionen Jahre.

Die DNA der blaugrünen Alge kann sich leicht auch extremen Umweltveränderungen anpassen

[51] *McKeith führt einen Makrobiotikberater an, der es für möglich hält, daß die Uralgen auf einer subtilen Schwingungsebene einzigartige genetische Erinnerungen und Botschaften der Harmonie und des Friedens gespeichert haben. Diese Informationen würden uns möglicherweise auf einer zellularen Ebene vermittelt und unsere eigene Zellfamilie zu mehr Harmonie anregen. (McKeith, op. cit., p. 10). In der Spirulina-Gemeinde sind die Erwartungen noch höher geschraubt. Eine Gruppe von Leuten ist davon überzeugt, außerirdische Wesen – nämlich die »Kosmischen Botaniker vom Sirius« – hätten die irdische Uralge in abgelegenen tropischen Seen versteckt. Nun sei die Zeit reif, den »Ur- und Sternencode, der alle Entwicklungsmöglichkeiten aus einem Ursprung heraus« birgt, zur Transformation zu nutzen. (vgl. Ulrich Arndt, »Lichtvolle Ursubstanz aus dem Sodasee«, Esotera 2/96, S. 67)*

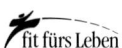

Unser Gedächtnis-speicher wird vermutlich von Aminosäuren gebildet

Die DNA diktiert den Aminosäuren, zu welchen Proteinen sie sich verketten sollen. Sie bestimmt somit den gesamten Stoffwechselplan. Was geschieht beim Essen der AFA-Algen mit den 4% DNA-Anteil? Wie wirkt deren Kode auf unseren Organismus? Offensichtlich werden wir nicht selbst zur Mikro-Alge. Aber deren Protein können unsere Gehirnzellen gut gebrauchen, z.B. um das verflochtene Netzwerk von Neuronen und Transmittern zu reparieren, zu ergänzen oder sogar auszubauen. Zuwenig DNA-Material (wie z.B. Glutaminsäure) schwächt das Immunsystem, läßt uns vorzeitig altern und macht vergeßlich. Die moderne Gehirnforschung nimmt an, daß der Gedächtnisspeicher aus Aminosäuren (Peptiden etc.) gebildet wird. Je mehr man davon – in guter Qualität – ißt, desto besser kann man Dinge behalten, lernen und kreieren. Und »schlechte Eßgewohnheiten«, Schadstoffe und Streß können den DNA-Quotienten senken.

Was ist mit der berüchtigten genmanipulierten Nahrung? Den Bauern werden ertragreiche Getreidesorten angeboten, die sich nicht keimen lassen. Sie müssen im nächsten Jahr neu gekauft werden. Hybridnahrung, deren DNA durch Scherung in kleinere Stücke zerlegt wurde, sieht sicherlich sehr gut aus und bleibt lange transport- und lagerfähig. Doch welche Auswirkungen haben veränderte DNA-Stränge auf unsere eigene innere Steuerung? Immerhin bestimmt die genetische Information der DNA die Zusammenstellung der Aminosäuren. Wie kann ich wissen, ob die DNA-Stränge in genetisch manipuliertem Getreide, Soja, Tomaten usw. richtig zusammengesetzt sind? Können sie den Organismus auf der zellularen Ebene manipulieren und verändern? Lösen sie womöglich Abwehrreaktionen aus, die das gesamte Immunsystem schwächen?

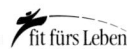
Diese Fragen und Zweifel werden sich hier nicht klären lassen. Sicher ist nur, daß sie bei der Einnahme der AFA-Algen gegenstandslos sind. Deren Kode ist heil. Die Uralgen lassen sich nicht züchten oder manipulieren.

Die Uralgen lassen sich nicht züchten oder manipulieren

Vitamine – im Dienste der Gesundheit

Die eigentlichen Arbeiter im Körper sind die Enzyme, spezialisierte Proteinmoleküle. Sie verarbeiten, verdauen, zerbrechen Verbindungen und bauen neue auf, schieben hin und her, arrangieren um, verwandeln. Sie hören auf die Endung »asen«: Lyasen, Ligasen usw. Enzyme halten die chemischen Prozesse im Körper, seinen gesamten Metabolismus auf Trab. In ihrer Ursprünglichkeit verfügen die AFA-Algen über Tausende von besonders starken Enzymen. Einige davon verwandeln immerhin seit Urzeiten Stickstoff in Aminosäuren, die zum Wachstum und zur Zellreparatur nötig sind. Essen wir AFA, profitieren wir von der Kraft dieser Enzyme.

Die meisten Enzyme brauchen bei ihrer Arbeit Unterstützung durch Co-Enzyme. Einige dieser Helfer sind uns allen unter dem Namen »Vitamin« bekannt. Wir haben's oft gehört: frisches Obst und rohes Gemüse enthalten wichtige und wertvolle Vitamine in hoher Konzentration. Alle Vitamine sind für uns lebensnotwendig.[52] Das heißt, unser Körper kann sie nicht nur nicht herstellen, er kann auch nicht auf sie verzichten. Er muß die Vitamine aus der Nahrung aufnehmen. Nicht so die Pflanzen und schon gar nicht die AFA. Die haben sie bereits und können uns davon abgeben.

---

[52] *Im Englischen »vital«. Vor 90 Jahren stufte der englische Wissenschaftler C. Funk diese Biomoleküle als lebensnotwendig ein und zählte sie zur Familie der »Amine«. Daher der Name: »Vitamine«.*

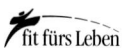

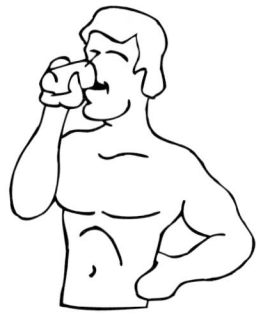

© *Hans Ludwig*

Mit AFA bekommen wir einen ausgewogenen Vitaminmix

In einer Studie am »Yale New Haven Hospital« wurden 250 Sorten von Multi-Vitamintabletten überprüft. 80% erwiesen sich als inadäquat, unvollständig oder unausgewogen. Künstliche Vitamine können vom Körper nicht gleichwertig assimiliert werden. Mit AFA dagegen bekommen wir einen Vitaminmix, wie er ausgewogener nicht sein könnte, meint *Dr. McKeith*.[53] Sicher schadet es nichts, Multivitaminsäfte zu trinken, doch die Effektivität im Vergleich zu den Algen ist etwa so, als würde man sich mit einem Eimer Wasser übergießen, statt aus dem Glas zu trinken.

Liste der AFA-Vitamine

Thiamin (Vitamin B_1), verwandelt Blutzucker in Bewegungsenergie

Riboflavin (Vitamin B_2), Antioxidant, DNA-Synthese, Zellwachstum, Migräne. Pyridoxal (Vitamin B_6), rote Blutzellen, DNA-Synthese, Hochstimmung, Wachheit

Niacin (Vitamin B_3), Energie, Reparatur von Zellen, Streßabbau

Pantothensäure (Vitamin B_5), Streßabbau, belebend, verjüngend, Antioxidant

Folsäure häufige Mangelerscheinung: Schlaflosigkeit, Gereiztheit, Vergeßlichkeit

Cobalamin (Vitamin B_{12}), hohe Werte in AFA, starke Synergie, fehlt bei Pflanzen!

Ascorbinsäure (Vitamin C), Immunsystem, Gehirn, Erkältungen, Diabetes, Sucht u.a

Tocopherol (Vitamin E), Antioxidant, bei Viren, Nervenleiden, Strahlenschäden

Biotin (B-Vitamin), senkt Blutzuckerspiegel, läßt Haare besser wachsen

Chalotin (B-Vitamin), hält Zellflüssigkeit konstant, stimmungshebend

Betakarotin (Provitamin A), hohe Konzentration in AFA. Allergien, Krebs, Aids

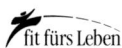

Das Betakarotin (Provitamin A) nimmt eine Sonderstellung ein. Es kommt in Karotten, Süßkartoffeln, Blattgemüse und einigen Algen vor. Eine sehr hohe Konzentration haben AFA-Algen, wo sich beide Formen von Betakarotin (cis-und trans-Form) ergänzen und mit dem hohen Chlorophyllgehalt eine wirksame Kombination bilden. Das Chlorophyll der AFA aktiviert Enzyme mit den Vitaminen E und K, die für die Umwandlung von Betakarotin in Retinol (Vitamin A) notwendig sind. Bei der Aufnahme von Vitamin A aus tierischem Eiweiß kann es zu Vergiftungen kommen, während schon geringe Mengen aus AFA-Algen genügen, um das gesamte Immunsystem zu stärken.

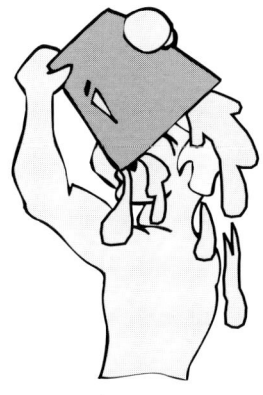

© Hans Ludwig

Betakarotin wirkt – wie einige andere Vitamine (Riboflavin) – über anti-oxidierende Moleküle als Schutzschild gegen freie Radikale. Das sind bösartige Schurken, die ihren chaotischen Sauerstoffhaushalt in Ordnung zu bringen suchen, indem sie anderen Biomolekülen das fehlende Elektron stiebitzen. Die dadurch ausgelöste Kettenreaktion vermehrt die Räuberbande explosionsartig und verursacht verheerende Schäden in den Chromosomen und Zellmembranen. Folge: Schwächung des Immunsystems und Begünstigung von Allergien, Erkältungen, Grippen, Krebs und Aids.

Multivitaminsäfte nutzen unserer Gesundheit kaum

25 Jahre Forschung zeigen, daß Betakarotin Krebs vorbeugt. Regelmäßige Einnahme (in Form von Nahrung) verringert die Wahrscheinlichkeit von Lungenkrebs (nachgewiesen in einer großangelegten Studie mit Rauchern) sowie von Magen-, Darm-, Blasen- und Hautkrebs. Außerdem: weniger Herzattacken, gesündere Darmflora, Bekämpfung von Viren, Verbesserung der Sehkraft (vor allem nachts) und vieles andere mehr. Das Provitamin ist womöglich der wichtigste Faktor bei der Stärkung unseres Immunsystems. Es schützt und regene-

[53] *McKeith, op. cit., p. 18*

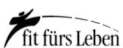

riert die Zellen der AFA ebenso wie unsere eigenen, wenn wir diese Algen essen. Kein Wunder, daß *Prof. Abrams* Betakarotin in Verbindung bringt mit einem alten Menschheitstraum: die Quelle der ewigen Jugend zu finden.[54]

Mineralstoffe – kostbarer als Diamanten

AFA bietet eine beeindruckend lange Liste von Mineralien – von Boron bis Zink. Mineralien sind essentiell und lebensnotwendig, werden aber heutzutage von den meisten Nahrungsmitteln nicht mehr in ausreichender Menge und der optimalen Zusammensetzung geliefert.

Das Fehlen eines einzigen Vitamins kann zum Mangel an anderen Nährstoffen führen

Die Stoffwechselvorgänge in unserem Körper sind derart fein aufeinander abgestimmt, daß bereits eine kleine Unausgewogenheit das Wohlgefühl und die Gesundheit beeinträchtigen oder sogar schwere Krankheiten heraufbeschwören kann. Das Fehlen eines einzigen Vitamins oder Minerals löst oft eine Kettenreaktion aus, die dann zum Mangel an anderen Nährstoffen führt. Und selbst wenn dieses eine fehlende Teilchen in Form von Tabletten etc. eingenommen wird, kann der Zusammenhang gestört bleiben.

Ein Beispiel dafür ist der Mangel an Zink, wie ihn die Ärztin *Gillian McKeith* beschreibt (s. Algengeschichten). *»Nur weil die Komposition ihrer Mineralien so perfekt ausbalanciert und leicht verfügbar ist, konnte die AFA-Alge schließlich meinen Zinkmangel ausgleichen.«*[55]

---

[54] *Abrams, op. cit., p. 76/77, McKeith, op. cit., p. 22*
[55] *McKeith, p. 17*

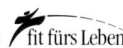
Bekanntlich nimmt der Nährstoffgehalt unserer Nahrung seit Jahrzehnten ab, und zwar in erschreckend hohen Raten. Das betrifft nicht etwa nur das »Fast food« – Hamburger oder Pommes –, sondern auch Gemüse und Vollkornkost. Ein Beispiel: Kobalt, ein Mineral, das über den Aufbau von Vitamin B_{12} die roten Blutzellen versorgt, ist naturgemäß in Salat, Kohl und Bohnen zu finden. Laut Tests ist der Kobaltgehalt hier aber mittlerweile gleich Null.[56]

Jahrtausende intensiver Landwirtschaft haben dem Erdboden die lebenswichtigen Mineralien entzogen. Da nützt es auch nicht viel,»tierisch« mit Mist zu düngen. Denn woher sollen die Tiere die fehlenden Nährstoffe nehmen, wenn nicht aus den Pflanzen? Und die sind auf das angewiesen, was ihnen der Boden liefert. Die biochemische Behandlung macht Obst und Gemüse haltbarer und appetitlich im Aussehen, ändert aber nichts an der Tatsache: An Vitaminen, Mineralien und Spurenelementen mangelt es uns bedrohlich und empfindlich. *»99% der amerikanischen Bevölkerung sind unterversorgt mit mineralreicher Nahrung«* befand eine Studie der Universität von Yale bereits 1930![57]

Uns fehlen Vitamine, Mineralien und Spurenelemente

[56] *Linda Grover, op. cit., p. 33/34*
[57] *R. Beach, »Modern Miracle Men«, US Government Printing Office, 1941, p. 1, (Quelle: McKeith, p. 22)*

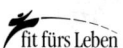
Mineralstoffe machen zwar kaum ein Prozent unserer täglichen Nahrung aus, doch ohne sie könnten wir diese Nahrung nicht verarbeiten – die gesamte Enzymfabrik käme sehr bald zum Stillstand. Ohne ihre Werkzeuge sind auch die besten Spezialisten hilflos. Dasselbe gilt für die Enzyme und ihre »Instrumente« – die Vitamine und Mineralstoffe. Elektrolyten wie Sodium, Kalzium und Kalium-Ionen geben dem Herz und anderen Muskeln die elektrischen Bewegungsimpulse. Spurenelemente wie Selen, Eisen, Kupfer, Magnesium oder Mangan halten Enzyme zusammen und helfen bei wichtigen Stoffwechselprozessen in Leber, Magen, Darm, im Gehirn oder in der Haut. Eisen, Germanium, Chrom, Kupfer und Zink stärken das Immunsystem, Boron und Kalzium die Knochen.

Die Wildalgen vom Klamath See könnten unsere Rettung sein

Wie bei den Aminosäuren und Vitaminen hat jeder der 23 Mineralstoffe in AFA seine eigene, interessante »Story«. Sie verdeutlicht, daß jedes noch so kleine Element unersetzlich ist. Gerade hier, bei den Mineralstoffen, könnten sich die Wildalgen vom Klamath See angesichts unserer ausgelaugten und erschöpften Erde als (eine) letzte Rettung erweisen.

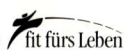

Tabelle der Nährstoffe (Quelle: Klamath Blue Green)
per 1,5 g = 1 Teelöffel = 6 Kapseln o. Tabletten zu je 250 mg

Proteine (Aminosäuren)	63% Trockengewicht
Kohlenhydrate	23%
Mineralien (Asche)	7,3%
Lipide (Fette)	3,7%
Chlorophyll	3%
Total	100 %

Essentielle Aminosäuren

Arginin	57 mg
Histidin	14 mg
Isoleucin	44 mg
Leucin	78 mg
Lysin	52 mg
Methionin	11 mg
Phenylalanin	38 mg
Threonin	49 mg
Tryptophan	11 mg
Valin	48 mg

Nicht-essentielle Aminosäuren

Asparagin	71 mg
Alanin	70 mg
Glutamin	114 mg
Cystin	3 mg
Glycin	44 mg
Prolin	43 mg
Serin	44 mg
Tyrosin	26 mg
Aspartinsäure	11 mg
Glutaminsäure	6 mg

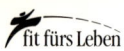
Mineralstoffe und Spurenelemente	
Bor	15,0 mg
Kalzium	21,0 mg
Chlor	696,0 mcg
Chrom	0,8 mcg
Kobalt	3,0 mcg
Kupfer	6,0 mcg
Fluor	57,0 mcg
Germanium	0,4 mcg
Jod	0,8 mcg
Eisen	526,0 mcg
Magnesium	3,3 mg,
Mangan	48,0 mcg,
Molybdän	5,0 mcg
Nickel	8,0 mcg
Phosphor	7,7 mg
Kalium	18,0 mcg
Selen	1,0 mcg
Silikon	280,0 mcg
Natrium	4,0 mg
Zinn	0,7 mcg
Titanium	35,0 mcg
Vanadium	4,0 mcg
Zink	28,0 mcg

Vitamine	
Provitamin A	
(Betakarotin) 360 RE	2160 mcg
Thiamin (B_1)	7,2 mcg
Riboflavin (B_2)	86,0 mcg
Pyridoxin (B_6)	16,6 mcg
Cobalamin (B_{12})	12,0 mcg
Ascorbinsäure	
(Vitamin C)	10,0 mg
Niacin	19 mg
Folsäure	1,5 mcg
Cholin	3,4 mg
Inositol	0,53 mg
Pantothensäure	10,2 mcg
Biotin	0,5 mcg,
Vitamin E 0,2 IU,	
d-CA Pantothenat	16,5 mcg

Fettsäuren (5% des Gesamtanteils)	
Palmitin (16:0)	43,4 %
Palmitolein (16:1)	9,7 %
Palmitolinolen (16:2)	Spuren
Stearin (18:0)	2,9 %
Olein (18:1)	5,0 %
Linol (18:2)	12,4 %
Linolen 6,9,12 (18:3)	21,4 %

Nukleinsäuren	
RNA	75 %,
DNA	25 %

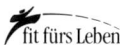

4. Aus der Praxis

Klinik *Dr. McKeith:* Ernährungsmedizin

Wir haben mit dem Biochemiker *Prof. Abrams* durchs Elektronenmikroskop geschaut und einen recht genauen Einblick in die molekulare Welt der Algenzelle erhalten. Wie ihre Fett-, Nuklein- und Aminosäuren, ihr Chlorophyll, ihre Vitamine und Mineralstoffe unser Gehirn und den gesamten Stoffwechsel anregen und bereichern, ist gewiß beeindruckend. Die unterschiedlichsten Krankheiten und Mangelerscheinungen kamen dabei zur Sprache. Doch nun wollen wir uns einigen konkreten Fällen widmen. Wir besuchen die Klinik von Frau *Dr. McKeith* – die »*McKeith* Health Clinic« – in London.

Die Medizinerin und Ernährungsberaterin *Dr. Gillian McKeith* verschreibt die blaugrünen Algen vom Klamath See nicht als Medizin. Sie empfiehlt vielmehr individuell abgestimmte Dosierungen zur Unterstützung der Nahrungsaufnahme und Verdauung, zur Stärkung des Immunsystems und zum Ausgleich im gesamten psychosomatischen System. Bei 98% der Patienten, die zum erstenmal zu ihr kommen, zeigt der Bluttest einen Mangel an einem oder mehreren Vitaminen und Mineralstoffen.[58] Nach vier bis acht Monaten regelmäßiger Algeneinnahme ist dieser Mangel in der Regel behoben. Umgekehrt sinkt ein zu hoher Pegel an schädlichen Stoffen auf ein normales Level. Die durch die Unausgewogenheit bedingten Symptome verschwinden.[59]

Nach vier bis acht Monaten regelmäßiger Algeneinnahme verschwinden Vitamin- und Mineralstoffmangel

[58] *Gillian McKeith, »Miracle Superfood: Wild Blue-Green Algae. The nutrient powerhouse that stimulates the immune system, boosts brain power and guards against disease«, Keats Publishing, 1997, p. 16*
[59] *McKeith, p. 25 f.*

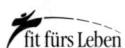

Verdauungsprobleme und Übergewicht

Unzureichende Ernährung hat nicht unbedingt mit dem zu tun, was gegessen wird, sondern eher damit, wie gut der Organismus die Nahrung absorbiert und verarbeitet. *»Es wird oft behauptet, man sei, was man ißt. Das stimmt nicht. In Wirklichkeit ist man das, was man verdaut und absorbiert. Unvollständige und gestörte Verdauung kann zu diversen chronischen Leiden führen. Es heißt, 80% aller Krankheiten seien durch schlecht verdaute Nahrung verursacht bzw. dadurch, daß deren toxische Nebenprodukte ins Blut gelangen. Einige Anzeichen für eine derart schwache Nahrungsaufnahme sind: Blähungen, Magenverstimmung, Haarausfall, Diarrhöe, Verstopfung, Muskelschwäche, Allergien und Stimmungsschwankungen«*[60]

> *»Unvollständige und gestörte Verdauung kann zu diversen chronischen Leiden führen«*

Mrs. Simmons, 62, klagte über Energiemangel, splitternde Nägel, Magenverstimmung und Haarausfall. Sie befürchtete Osteoporose. Ihr Blut zeigte hohe Bleiwerte und niedrige Werte in Kalzium, Magnesium, Chrom, Zink, Selen, Eisen und Vanadin. Eine Algenkur brachte nach acht Monaten alle Werte in den normalen Bereich. Die Dosis wurde zunächst kontinuierlich von 1 auf 10 Gramm gesteigert, dann auf 2 Gramm täglich herabgesetzt. Die Patientin hält nun ihren Mineralpegel mit 4 Tropfen flüssiger Algen pro Tag konstant. *»Was Energie wirklich bedeutet, habe ich vorher nicht gewußt«*, meinte sie schon zu Beginn der Kur. *»Auch kann ich jetzt klarer denken und mich besser erinnern.«*

Dr. McKeith führt die Symptome vor allem auf den Mangel an Kalzium zurück. Vom Körper am dringendsten benötigt, könnten die meisten Menschen diesen Mineralstoff (z.B. in

---

[60] *McKeith, op. cit., p. 24 (Übersetzung vom Autor)*

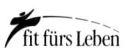
Tablettenform) nur zu 20–30% verarbeiten. Das Kalzium der AFA-Algen sei jedoch vollständig assimilierbar.[61]

Mr. Richards, 46, litt unter ständigen Blähungen, begleitet von Übelkeit und Durchfall. Er hatte Übergewicht, fühlte sich oft müde und ohne Motivation. Seine Hauptnahrung bestand aus Kartoffeln, Fleisch, Milchprodukten und konservierten Lebensmitteln. Ein Teelöffel AFA vor jeder Mahlzeit sollte seiner Bauchspeicheldrüse die fehlenden Verdauungsenzyme geben, die in der Alge reichlich vorhanden sind. Der bittere Algengeschmack regt über die Geschmacksnerven zur Produktion weiterer Verdauungssäfte an. Nach sechs Monaten Algeneinnahme und spezieller Diät (Obst, Stärken und Eiweiß getrennt) zeigte sein Stuhl eine gesunde Darmflora. Die Bauchspeicheldrüse arbeitete gut. Außerdem war der schwere Mann 30 Pfund leichter geworden.[62]

Leicht verdauliche Kohlenhydrate und Proteine der AFA-Algen beruhigen den Blutzuckerfluß

Ein wirksamer Trick bei Schlankheitskuren: Wenig Glukose im Blut signalisiert dem Gehirn »Ich muß essen«. Die AFA-Algen halten den Blutzuckerspiegel jedoch durch die mühelos verarbeiteten Aminosäuren konstant. Botschaft: »Ich bin satt«. Unterzuckerung schreit nach Süßem. In extremen Fällen (Hypoglykämie) kommt es zu Suchtsymptomen, Schwindel, Kopfschmerzen, geistiger Verwirrung und ständigem Hungergefühl. Die leicht verdaulichen Kohlenhydrate und Proteine der AFA-Algen beruhigen den Blutzuckerfluß. Das hilft auch Diabetikern.[63]

[61] *McKeith, p. 25*
[62] *McKeith, p. 26f.*
[63] *McKeith, p. 32 und p. 35*

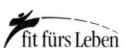
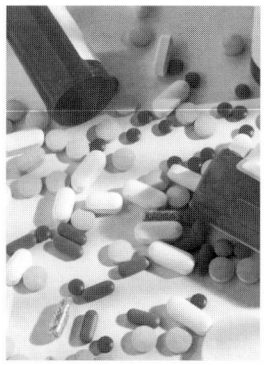

Pro-Biotika. Für reine Haut und schönen Gesang

*Bei gestörter Darm-
flora können
Antibiotika viel
Schaden anrichten*

Antibiotika sind – ganz im Sinne des griechischen Wortes – gegen das Leben, vor allem gegen das wimmelnde, verborgene Leben von Viren und Bakterien. Leider gewöhnen sich die »Bösen« an steigende Dosen, und die »Guten« bleiben auf der Strecke. Die Darmflora zum Beispiel funktioniert aufgrund einer ausgewogenen Balance vieler freundlicher Bakterienstämme. Ist die gestört, können Antibiotika nur noch mehr Unheil anrichten. Besser geeignet sind die als »Probiotika« angebotenen, freundlichen Bakterienstämme. Sehr gut scheinen hier auch die AFA-Algen zu helfen.

Der Bluttest eines zehnjährigen Mädchens, das nach wiederholter, erfolgloser Antibiotika-Behandlung ihrer Eiterpusteln in *Dr. McKeiths* Klinik kam, zeigte, was die Ärzte nicht festellen konnten: Mangel an fast allen wichtigen Mineralstoffen und hoher pH(Säure)-Wert. Nach zehn Wochen Algeneinnahme waren alle Pusteln verschwunden, das dauernde Müdigkeitsgefühl und die Lustlosigkeit einer gesunden guten Laune gewichen.[64]

»Kein Mädchen möchte mit mir ausgehen – weil ich diese dumme Akne habe«, klagte ein junger Mann der Ärztin sein Leid. Zwei Jahre lang hatte er auf Verschreibung Antibiotika geschluckt. Resultat: Die Akne hatte sich verschlimmert, und er fühlte sich nicht wohl. Die Mutter war besorgt, denn die ständig benutzte Hautcreme enthielt Kortison. Zur verstärkten Akne waren noch Blähungen und Verstopfung gekommen. *Gillian McKeith* steigerte die Dosis graduell auf drei gehäufte Teelöffel Algenpulver (ca. 6 Gramm) täglich. Sie

[64] *vgl. McKeith, op. cit., p. 38*

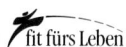

empfahl zusätzlich die Einnahme von Spirulina-Algen, Lecithin, Hydrochlorsäure und bestimmten Enzymen. Der Clou: Eine speziell von ihr entwickelte Gesichtsmaske aus AFA-Algen (siehe Tips Seite 113).

Der 17jährige befolgte die Anordnungen gewissenhaft. Nach einem knappen halben Jahr war seine Haut rein. Er hatte auch seine Darmprobleme und sogar eine Allergie gegen verschiedene Nahrungsmittel überwunden. Er ißt seitdem viel rohes Gemüse und nimmt zwei Gramm Algen täglich. Die ersehnte Freundin hat ihn gefunden.[65]

Nach *Prof. Abrams* Biochemie-Unterricht wissen wir, wie AFA-Algen hier geholfen haben:

1. Die essentielle Fettsäure GLA brachte den Fett-Stoffwechsel ins Gleichgewicht und senkte das Cholesterol. (Wir erinnern uns an die Muttermilch und das »Königsallheilmittel«, die Nachtkerze).
2. Der hohe Chlorophyllgehalt half bei der Reinigung des Blutes. Die Haut (zusammenhängend damit auch Lungen, Niere und Leber) wurde entgiftet.
3. Das starke Betakarotin (Provitamin A) stärkte die Abwehrkräfte.
4. Zink, Chrom, Selen, Vitamin E, Pantothen-Säure, B-Vitamine, Aminosäuren, Vitamin C und Niacin taten das ihre, um die Infektionen zu bekämpfen und die Gifte auszuspülen.

Das Betakarotin der AFA-Algen stärkt die Abwehrkräfte

»*Meine Karriere ist zu Ende, wenn Sie mir nicht helfen können!*«, stöhnte eine 42jährige Operndiva, die zu *Dr. McKeith* in die Klink gekommen war. Sie hatte zuvor eine Liste von Antibiotika und Kortisoninjektionen zur Behandlung

[65] *nach McKeith, op. cit., p. 34f.*

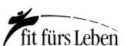
Die Vitamine der Algen wirkten als natürliche Virenbekämpfer

ihrer hartnäckigen eitrigen Mandelentzündung verschrieben bekommen. Die Kehle war weiterhin derart blockiert, daß die Sängerin Angst vor der bevorstehenden Tournee hatte. Frau *Dr. McKeith* entschied sich für eine Radikalkur. Sie verabreichte über die vier Wochen bis zur ersten Aufführung zwei gehäufte Teelöffel blaugrüne Algen zweimal täglich. In der ersten Woche hielt sich die Sängerin an eine strenge Frucht- und Gemüsesaftdiät. Danach bemerkte sie die ersten deutlichen Veränderungen. Die verstopften Nasengänge wurden frei. Die Vitamine der Algen wirkten als natürliche Virenbekämpfer. Bestimmte Enzyme blockierten Prostaglandin, eine Fettverbindung, die die Speichelmembranen entzünden kann. Nach einer erfolgreichen Tournee wurde der Diva eine Starrolle angeboten. Die Halsschmerzen waren Vergangenheit. Kommentar der Ärztin:»*Es gibt nur ein Risiko bei dieser drastischen Reinigungsmethode: Durchfall.*«[65]

Wir hörten bereits von *Gillian,* wie sie ihren Zinkmangel und die damit verbundenen Probleme (geringere Aussicht auf Schwangerschaft, weiße Flecken auf den Fingernägeln u.a.) beseitigte. AFA-Algen halfen ihr aber auch bei einigen anderen Leiden. Eines davon ist symptomatisch: die Auswucherung des Hefepilzes Candida albicans. Darunter leiden viele Menschen – meist ohne die Ursache zu kennen. Normalerweise hat der Pilz seinen berechtigten Stammplatz im Verdauungstrakt, in Mund und Genitalien. Übertreibt er jedoch seine Anwesenheit und breitet sich unkontrolliert aus – angespornt durch Antibiotika, Stress und schlechte Ernährung –, wird er gefährlich für unser Immunsystem. »*In meinem Fall wurde es so schlimm, daß ich keine Vitamine, Mineralien oder Aminosäuren mehr absorbieren konnte. Der Körper war dabei, sich buchstäblich selbst zu vergiften*«, erinnert sich die Ärztin.

[65] *nach McKeith, op. cit., p. 39f.*

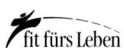
Sie erfand eine Kur, die sich auf die tiefere Ursache, den »feuchten Grund«, konzentrierte. Was *Dr. McKeith* die »feuchten Umstände« nennt, bringt traurige Sumpfpflanzen hervor: Candidiasis, Virus-Infektionen, Parasiten, Stirn- und Kieferhöhlenentzündungen, Tumore, Arthritis, Multiple Sklerose und sogar Krebs. Eine Umstellung der Diät allein kann nach Ansicht und Erfahrung der Ärztin nicht für die nötige Austrocknung des Sumpfes garantieren. Was ihr half, war eine starke Mischung aus pilztötenden Kräutern und 10 Gramm AFA-Algen täglich. *»Angesichts der Tatsache, daß Hefen und andere Bakterien mittlerweile oft immun gegen Antibiotika sind, hat sich dieses Mittel als außerordentlich powervoll erwiesen. Die AFA-Algen trocknen die überflüssige Feuchtigkeit aus. Das ist der erste wichtige Schritt zur echten Wellness«.*[67]

Probiotika AFA statt Antibiotika XY

Examen bestanden

Dr. Gabriel Cousens beschrieb bereits 1985 in der amerikanischen Fachzeitschrift »The Journal of Orthomolecular Medicine« zwei Fälle von Alzheimer, bei denen Algen helfen konnten. Nach sechs Monaten Algenkur konnte eine 66jährige, die schon sieben Jahre an der Gehirnkrankheit litt, wieder besser kommunizieren, fernsehen und sich selbst ankleiden. Ihr Humor war zurückgekehrt. Das Langzeitgedächtnis hatte sich nicht, das Kurzzeitgedächtnis dafür um so auffälliger verbessert. Bei einem anderen Patienten, einem 64jährigen Rechtsanwalt, ging es nach drei Jahren Krankheit rapide bergab. Die Senilität konnte jedoch laut *Cousens* durch die Algen angehalten werden.[68]

[67] *McKeith, op. cit., p. 41*
[68] *»The Journal of Orthomolecular Medicine«, 1985 (Quellenangabe McKeith, p. 28). Die beiden Alzheimerfälle beschreibt Cousens auch in seinem Aufsatz: »Microalgae. First & Finest Superfood«, op. cit., p. 17f.*

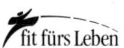

»In meiner eigenen Praxis bescheinigt mir fast jeder Patient, der Algen ißt, daß sich das Gedächtnis und die Konzentrationsfähigkeit gesteigert haben«, sagt *McKeith.* Als weiteren Beleg führt sie die Forscher *Tom Warren* (Autor von *»Beating Alzheimer's«), Dr. Sherry Roger* und den Orthomolekular-Experten *Abram Hoffer* an. Sie alle hätten nachgewiesen, daß Algen mit ihren Nährstoffen und Vitaminen das Gehirn und seine Neurotransmitter anregen und regenerieren. Doch die Ärztin ergänzt: *»Auch ohne Alzheimer können viele eine Gedächtnisstütze vertragen«.*[69]

Die 16jährige *Mary* zum Beispiel hatte Probleme, sich bei ihrer Examensvorbereitung zu konzentrieren. Ihre Lehrer sahen deutlich, daß etwas nicht stimmte. *Mary* – sonst eher ein Erfolgstyp – verzettelte sich in diversen außerschulischen Projekten, die ebenfalls nicht gelingen wollten. Sie selbst meinte, sie fühle sich einfach schlapp, ohne geistige Energie. *Dr. McKeith* notierte weitere Symptome: Kopfschmerzen, häufige Entzündungen, Hautprobleme, allgemeines Unwohlsein und Stress. Das Blutbild zeigte sehr wenig Kalzium, Magnesium, Zink und Vanadin. Im Aminosäureprofil lagen einige Schlüsselaminos extrem niedrig. Der Urintest brachte einen Vireninfekt und ein unausgewogenes Säure-Basenverhältnis ans Licht.

Mary begann mit einem Gramm Algentabletten

Mary begann mit einem Gramm Algentabletten. Die Dosis wurde langsam auf 4 Gramm täglich angehoben. Zwei Monate lang nahm sie dann die doppelte Menge, unterstützt von Extra-Enzymkapseln und spezieller Diät. Sie machte wenig später ihr Examen mit sehr guten Noten. *»Klarer Kopf, regelmäßiger Stuhlgang, schönere Haut, keine Kopfschmerzen«,* freute sie sich. Und, was die Ernährungsberaterin gar nicht wußte: *Mary* litt seit dem 13. Lebensjahr unter schmerz-

[69] *McKeith, op. cit., p. 28*

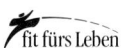
haften Menstruationsperioden. Die verlaufen jetzt ohne Schmerzen. Resümee der Expertin: Schmerzhafte Menstruation hängt oft mit einem Mangel an Kalzium, Magnesium und essentiellen Fettsäuren zusammen, starke Blutung mit einer stagnierenden Leber. Mit den Blaugrün-Algen und anderen Nährstoffen kann das gestörte Gleichgewicht wieder hergestellt werden.[70]

In ihrer Klinik und ihren weltweiten Workshops »Ultimate Healthy Living« hat Frau *Dr. Gillian McKeith* viele tausend ähnliche Fälle behandelt. Dazu gehören Vergiftungen durch toxische Metalle wie Kadmium, Blei und Quecksilber, Zahnfleischbluten, Leberschwäche oder Depression. Mit der ganzheitlichen Wirkung der Algen verschwinden die unterschiedlichsten Symptome. In ihrem Resümee[71] bringt die Autorin einige neue Aspekte. Zusammen mit den Erkenntnissen aus dem Kapitel »Symphonie der Nährstoffe« erhalten wir das Profil einer »All-Genesung« bzw. »Algenesung«.

Dr. Mc Keith hat bereits tausende Fälle erfolgreich behandelt

[70] *McKeith, p. 29*
[71] *McKeith, p. 44 f.*

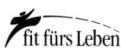

»Algenesung« – Ein Überblick

Als Bitterstoff regen die blaugrünen Uralgen Verdauungs- enzyme an

Als Bitterstoff regen blaugrüne Uralgen Verdauungs- enzyme an. Sie beseitigen Schleim in den Arterien und stabilisieren dadurch den Blutdruck. Der salzig-bittere Geschmack macht wach und konzentriert.

Als Flüssigkeitsregulator trocknen blaugrüne Uralgen den »Sumpf« im Verdauungstrakt und allen Binde- geweben aus. Viren, Parasiten, (Hefe-) Pilzen, Zysten, Entzündungen, Tumoren etc. wird der Saft entzogen.

Als Kühlmittel helfen blaugrüne Uralgen bei Entzündun- gen, Infektionen und Fieber.

Als Entsäurer reinigen blaugrüne Uralgen das Blut und helfen bei Akne, Furunkeln, Ekzemen, Allergien sowie allgemeiner Übersäuerung.

Als harntreibender Entgifter spülen blaugrüne Uralgen toxische Metalle aus und reinigen die Lymphflüssigkeit.

Als Probiotika stärken blaugrüne Uralgen mit ihrem reichen Schatz an Vitaminen, Mineralien und Spuren- elementen, Chlorophyll, Amino-, Fett- und Nuclein- säuren unser Immunsystem. Sie helfen nachweislich bei der Prävention und Behandlung von Krebs, Aids und radioaktiver Strahlung.

Als Brainfood versorgen blaugrüne Uralgen das Gehirn mit wichtigen Proteinen, reparieren und erneuern Neurotransmitter und bauen das kommunikative Netzwerk der Zellen (Neuronen) aus. Gedächtnislei- stung, Konzentrationsfähigkeit und geistige Beweg- lichkeit steigern sich, bisher unheilbare Krankhei- ten wie Alzheimer können in ihrer Progression teilweise gestoppt werden.

Als Relaxans balancieren blaugrüne Uralgen durch leicht verdauliche Proteine und Kohlenhydrate den Blut- zuckerspiegel aus und sorgen für ein entspanntes, anhaltendes Wohlgefühl.

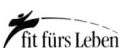
Hilfe für Nicaragua – Schulkinder im Test

»Hoffnung gibt uns Kraft – auch im physischen Sinne – und mit der richtigen Nahrung nehmen wir zugleich Hoffnung auf«, meinte *Daryl Kollmann* in einem Gespräch mit *Linda Grover.*[72] In seinem großangelegten, visionären Projekt sollen die blaugrünen Algen Hoffnung auf der Erde verbreiten. Nicht nur als Idee, sondern ganz konkret als Nährstoff. Der aktuelle Algenvorrat im Klamath See reicht, um die Weltbevölkerung täglich mit ein bis zwei Gramm pro Kopf zu versorgen, ohne das biologische Gleichgewicht des Sees zu stören.[73] Wie kann diese größte und zugleich nährstoffreichste Biomasse der Erde zum Segen aller verteilt werden? Das ist nicht nur eine Frage der Organisation, sondern auch der Bereitschaft, Aufgeschlossenheit und Einsicht von Politikern, Ärzten, Kommissionen, Medien.

Ein Zehntel der Algenernte dient zur Unterstützung Hilfsbedürftiger

Je mehr überzeugende Beispiele für den allgemeinen Nutzen der Algen bekannt werden, desto eher werden auch das Interesse, Verständnis und die Mitarbeit in der breiten Bevölkerung wachsen. Das Multi-Marketing-Konzept von *Daryl* und *Martha Kollmann* enthält ein 5-Punkte-Programm:

1. Iß die Alge,
2. teile sie mit anderen,
3. teile die Möglichkeit des Marketing,
4. baue Teams auf, und
5. beteilige dich auf globaler Ebene.

[72] *Linda Grover, op. cit., p. 45*
[73] *Daryl Kollmann, op. cit., p. 7*

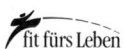
Zur Umsetzung des letzten Punktes gehört ein eigens eingerichteter Hilfsfond, das »10%-Programm«. Ein Zehntel der Algenernte dient zur Unterstützung Hilfsbedürftiger. Aus diesem Fond wurden bereits verschiedene humanitäre Aktionen bestritten. Die Algen wurden in Tschernobyl und in Ländern der dritten Welt eingesetzt. Ein Projekt ist besonders gut dokumentiert und dient auch als wissenschaftliche Studie – das Nicaragua-Projekt.

Nach einem Jahr Algennahrung hatten sich die schulischen Leistungen der Kinder enorm verbessert

Nicaraguas Bevölkerung leidet wie das übrige Zentralamerika zu zwei Dritteln unter schlechter Ernährung. Das Land wurde gebeutelt von einem jahrzehntelangen Bürgerkrieg, in dem 60.000 Menschen (über ein Prozent der Bevölkerung) starben. Die Hauptstadt Managua wurde durch ein Erdbeben zerstört, Hurrikane verwüsteten das Getreide. In einem der ärmsten Teile des Landes, im Stadtgebiet von Nandaime, ist das Wasser derart verseucht, daß 90% der Bewohner von Parasiten befallen sind. Dies in Verbindung mit mangelnden Nährstoffen ist die Hauptursache für die hohe Kindersterblichkeit.[74]

1992 begannen Algenvertreiber aus Montreal etwa 2.000 Kinder in Nandaima mit Algen und anderen Hilfsmitteln zu versorgen. Unter Anleitung eines katholischen Priesters aus Quebec verteilten Teenager die Algen an Slumkinder. An einer Grundschule erhielten 1.300 Kinder regelmäßig täglich ein Gramm Algen. Nach einem Jahr konnten die Kinder dieser Schule im Vergleich zu allen anderen Grundschulen des Landes die besten Leistungen vorweisen. Ihr Gesundheitszustand hatte sich deutlich verbessert.[75]

[74] *Linda Grover, op. cit., p. 50-54*
[75] *Linda Grover, p. 50/51*

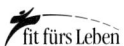
Von Juni bis Dezember 1994 wurde daraufhin unter Aufsicht der »Universidad Centroamericana« in Nicaragua eine wissenschaftliche Untersuchung durchgeführt. Die Studie sollte feststellen, wie Algen auf die (ernährungsbedingte) Gesundheit und die schulischen Leistungen von Kindern der ersten drei Grundschulklassen wirkt. Eine Gruppe von 111 Kindern erhielt täglich ein Gramm der in Milch aufgelösten Algen, eine zweite (Kontroll)-Gruppe bekam nur die Milch, ohne Algen. Die Kinder beider Gruppen waren besonders schlecht ernährt, zeigten mutloses Verhalten und kamen aus sozial schwachen Familien.

Die Veränderungen bei den »Algenkindern«:

Ernährungszustand: Zu Beginn waren 14% der Gruppe normal und 86% schlecht ernährt. Am Ende hatte sich das Verhältnis umgekehrt. 79% waren normal gut, 21% noch schlecht ernährt. Es waren die anfangs schwersten Fälle.

Klinische Aspekte: Der Zustand von Haaren und Haut war anfangs bei zwei Dritteln normal, am Ende bei allen Kindern. Zahnfleischbluten und Mundentzündungen gingen fast auf Null zurück.

Verhalten und Anwesenheit: Die Anwesenheit stieg von 72% auf 92%. Die Kinder arbeiteten mehr mit (von 21% auf 75%), der Prozentsatz an Störenfrieden und Abgelenkten sank von 43% auf 13%.

Leistungen (Noten): Anfangs wurden 52% mit ausreichend bis ungenügend beurteilt, am Ende nur noch 20%. Die Schülergruppe mit guten Noten verdoppelte sich fast (von 48% auf 80%). Die Spitzengruppe wuchs von 7% auf 21%.

Bei der Kontrollgruppe (ohne Algen) wurden dagegen sogar leichte Verschlechterungen in den schulischen Leistungen festgestellt, ohne jedoch die Ursache zu kennen.

Bei den Kindern ohne Algennahrung sanken die schulischen Leistungen

77

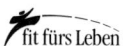

Das Programm sollte ausgeweitet werden

Die Studie schließt mit der Feststellung, daß die Verbesserungen im Ernährungs- und Gesundheitszustand sowie im Verhalten und in den schulischen Leistungen auf die Algen zurückzuführen seien, und empfiehlt, das Programm auf alle Kinder der Schule (und möglichst auch Kinder anderer Schulen auszuweiten. Es sollte den Kindern und Eltern auch genügend Informationsmaterial zur Verfügung gestellt werden.[76]

[76] *Irma Sevilla und Nereyda Aquirre, »The Nicaragua Report«, 1995*

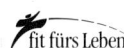
5. Im Trend – »körperlich und geistig fit ...«

»...durch blaugrüne Uralgen«. Ein naheliegender Werbeslogan für die AFA-Algen als Super- und Brainfood. Nach allem, was wir bisher über ihre biochemische Wirkung wissen, ist dieser Slogan wissenschaftlich untermauert wie kaum ein zweiter. Die Fälle aus der Praxis von Frau *Dr. McKeith* (und viele andere, die hier nicht aufgeführt sind) zeigen ebenso wie die Nicaragua-Studie: Die Algen sind schon aufgrund ihres hohen Nährwerts gesund. Millionen von Menschen essen sie regelmäßig, Tausende haben von ihren positiven Erfahrungen berichtet. Einige von ihnen haben wir kennengelernt. *Bonny* hatte wieder die Kraft, längere Strecken zu gehen. *Gillian* bekam ein kerngesundes Baby trotz früherer Schwangerschaftsprobleme. *Linda* konnte ihr ganzes Leben besser überblicken und selbst gestalten. *Hans* fand die Energie, die er sich für die meditative Konzentration wünschte. *OM* kombinierte Fitness-Training und Algenschwingung, um sein System in Balance zu halten.

Jeder Mensch hat ganz persönliche Erwartungen an die Algennahrung

Was will man mehr? Vielleicht sollten wir einen Moment innehalten und uns darüber klar werden, was wir von den Algen erwarten? Was will ich – der Leser – von der Supernahrung? Habe ich ein körperliches oder seelisches Problem? Da könnte die allgemein gehaltene Liste der »Algenesung« eine erste Orientierung bieten. Möchte ich mich einfach insgesamt besser fühlen – eben nach dem Motto »körperlich und geistig fit«? Die Maßstäbe dafür sind sicher individuell verschieden, oder?

Seit gut zehn Jahren wachsen verschiedene Trends, die mit Sicherheit bald die Algen als Supernahrung aufgreifen werden. Drei dieser Trends sind: Der Fitness- und Wellness-Trend, der Trance-Trend und der esoterische bzw (öko)-spirituelle Trend. Zusammen bilden sie einen Megatrend, den wir mit *Daryl Kollmann* ganz gut als »Celebration – Das Leben feiern« beschreiben können.

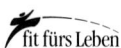

Nicht nur körperliche Fitness, auch geistige Ausgeglichenheit wird für viele Menschen immer wichtiger

In Fitness-Centern wird mittlerweile nicht nur auf Muskeln und Bodybuilding, sondern auch auf die harmonische Entwicklung von Körper und Geist geachtet. Yoga und QiGong-kurse gehören oft schon zum regulären Angebot. Einschlägige Gesundheits-, Frauen- und Trend-Magazine bieten ein Kaleidoskop von Spitzensport, Gymnastikübungen, Abenteuerreisen, Sex/Partnerschaft, Kosmetik/Mode und gesunder Ernährung. Integriert sind zunehmend östliche Wege der Körperbeherrschung, Konzentration, Meditation und Heilung. Das Idealbild eines schönen, schlanken und gesunden Körpers erscheint auf jeder zweiten Seite, dazu gibt es Tips: Wie ich mein Idealgewicht erreiche, wie ich meine Partnerschaft (vor allem sexuell) lebendiger gestalte, wie ich mich besser entspanne oder konzentrieren kann.

Die Zielgruppe ist weitgestreut. Gebildete Mittelschicht, Alter zwischen 20 und 60, Schüler, Studenten, Bankangestellte, Designer – überwiegend Frauen. Zeitschriften wie »fit for fun« und »Men's Health« erwecken das antike Ideal vom gesunden Geist in einem gesunden Körper zu neuem Leben, ohne den peinlichen Anstrich von Turnvater *Jahn* oder dem germanischen Übermenschen – eher amerikanisch-cool mit den zugehörigen Portionen asiatischer Heilkunst. Als Vitaminspritze und »Brainfood« werden die Algen in diesem sozio-kulturellen Umfeld bald gang und gäbe sein. Sie passen nahtlos ins Konzept der Fitness-Center und Wellness-Hotels. Gesundheitsbars oder Restaurants, wie sie schon von einigen Trendsettern eingerichtet worden sind, werden farblich abgestimmte Algencocktails und Salate mit grünem Algendressing anbieten. In dieser Szene geht es darum, attraktiv und leistungsfähig zu sein. Warum die Alge hier helfen kann, wird aus den bisherigen Untersuchungen klar. An drei Beispielen können wir uns noch einmal den Zusammenhang vergegenwärtigen.

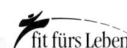
Sportliche Hochleistung ohne Doping

Sport wird in Medien wie »fit for fun« weniger als Muskelleistung oder gar als Vorbereitung auf Soldatenehre, sondern vielmehr als Konzentrationsübung, Extremerfahrung (»High«) oder Streßausgleich dargestellt. Sicher spielen dabei Vitamine und die entsprechende Werbung großer Anbieter eine wichtige Rolle. Beim Marketing eines Produktes wie den blaugrünen Algen sind Tests und Profile gefragt, die zeigen, wie sich die sportlichen und mentalen Leistungen nach einer (regelmäßigen!) Einnahme verbessern. Für die Spirulina-Algen gibt es zahlreiche Tests und Meinungsbefragungen.

Ein Beispiel: Der österreichische Radrennfahrer *Ulli Mattersberger* stellte im Alter von 42 Jahren den Weltrekord am Ergometer mit 69,53 km in der Stunde auf. Seine zahlreichen Siege bei Mountainbike- und Bergrennen haben viele Menschen verblüfft, denn die meisten seiner Kollegen sind wesentlich jünger als er.

Ulli Mattersberger: »Ich bin seit Jahren ein Spirulina-Fan. Anfangs wurde ich oft belächelt, wenn ich mir das grüne Pulver in mein Essen oder meine Getränke gab. Nach meinen Erfolgen und Leistungen, die ich auch auf die regelmäßige Einnahme von Spirulina zurückführe, ziehen immer mehr Rennfahrer nach und verwenden ebenfalls Spirulina. Ich nehme täglich 2–3 Eßl. zu jeder Mahlzeit und beziehe damit alle Zusatzstoffe, die ich als Leistungssportler brauche. Ich bemerke, daß sich mein Schlafbedürfnis und meine Regenerationszeit seit der Einnahme von Spirulina enorm verkürzt haben, was für mich vor allem im fortgeschritteneren Alter entscheidend ist. Meine Regenerationszeit ist heute kürzer als vor 10 Jahren und läßt mich insgesamt auch bessere Trainingsleistungen erbringen. Obwohl ich intensiv trainiere und 700–800 km

Das Schlafbedürfnis hat sich enorm verkürzt

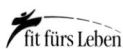

pro Woche fahre, fühle ich mich geistig und körperlich ausgesprochen wohl.«

SportlerInnen – und nicht nur sie – könnten sich auch von *Harreson Martell* anregen lassen. Als professioneller Dreikampfathlet ist er unter dem Namen *Marco Verchere* bekannt. Er nahm – zusammen mit 2.000 Sportlern aus aller Welt – an einer Treppensteigen-Weltmeisterschaft teil und wurde Sieger. *»Wenn Sportler vor einem Wettkampf aufgedreht und nervös sind, verteilt sich ihre Energie im Raum wie eine Bombe«,* meint er. *»Doch mit den AFA-Algen war ich auf fein getuned und voll darauf konzentriert, die Stufen so schnell ich konnte hochzurennen, ohne jede Ablenkung. Es war gleichsam entspannte Intensität, ich war total im Moment.«*[77]

Die Algen haben seine Wahrnehmung sensibilisiert

Bedeutet das, die AFA-Algen bringen jeden *»total in den Moment«*? Nein. So automatisch geht das, auch biochemisch, nicht. Bei *Harreson* kam ja die körperliche Konzentration dazu. Einige Neurotransmitter brauchen intensive physische Bewegung, um voll wirken zu können. Viele Hochleistungssportler berichten von Momenten eines Hochs, wo sie – auch ohne Algen – *»total im Moment«* waren. *Harresons* Geschichte gibt jedoch einen wichtigen Hinweis: *»Ich war fein getuned«.* In seiner Erfahrung müssen die Algen die Wahrnehmung sensibilisiert haben. Er war deutlich anders eingestellt als bei vergleichbaren Wettkämpfen.

AFA-Algen sind keine Drogen. Sie enthalten auch keine halluzinogenen Substanzen. Doch sie wirken auf vielfältigste Weise auf das Gehirn, machen wacher und sensibler. Daß gerade Hochleistungssportler unter enormem Leistungsdruck und Streß stehen, ist bekannt. Daß immer wieder große Stars dis-

[77] *Grover, op. cit., p. 42*

82

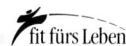
qualifiziert und aus ihrer Laufbahn geholt werden, weil sie verbotene Aufputschmittel (Dopamine etc.) nahmen, ist auch nichts Neues. Neu ist schon eher die Geschichte von *Harreson Martell* alias *Marco Verchere,* denn was er beschreibt, macht eigentlich Doping überflüssig. Und Kraftnahrung wie die natürlichen Uralgen kann nicht verboten sein.

Natürliche Uralgen sind eine Kraftnahrung

Wellness – mit den Algen am Whirlpool

Immer mehr Hotels und Touristikunternehmen setzen auf eine dezente Mischung aus Erholung, Sport, Massage und gesunder Ernährung. »Wellness« lautet das Zauberwort. Im Programm finden sich oft auch Ayurveda, Reiki, Yoga und angenehme Körpertherapien. Zwanglos werden blaugrüne Algen hier ihren Platz als einfach herzustellende Gesichtsmaske und natürlich als Superfood (im Drink etc.) einnehmen. Besonders interessant könnte aber die naheliegende Verbindung zwischen Algen und Wasser sein. Whirlpools, Schwimm- und Moorbäder, Sauna, auch Wassersport, Tauchen – ein großer Teil des Wellnessangebots dreht sich ums Wasser, das nicht nur die Heimat der Algen, sondern auch unsere Heimat ist.

In den ersten neun Monaten unseres Lebens schwammen wir mit allem Lebensnotwendigen versorgt im warmen Salzwasser. Unser Körper selbst besteht zu drei Vierteln aus Wasser. In körperwarmem Wasser fühlt er sich so richtig in seinem Element. Wird er dann noch in sanften, fließenden Bewegungen massiert, ist die wohlige Entspannung perfekt. Ist die Algennahrung an sich schon nahezu ein Therapeutikum, das beim Auflösen körperlicher Verspannungen und emotionaler Blockaden helfen kann, so dürfte sie in Verbindung mit Wasser und Unterwassermassagen besonders gut wirken.

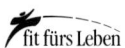

**Nahrung, auch
geistige, bestimmt
unser ganzes Wesen**

Ayurveda, die klassische indische Lehre von der»Ewigen Lebensspanne«, hat in einigen griffigen Aspekten Einzug in die Wellness-Hotels gehalten oder wird gar im Sri-Lanka-Ferienprogramm offeriert. Die Ernährung spielt in diesem ganzheitlichen Heilsystem eine fundamentale Rolle. Denn den alten Yogis war wohlbekannt, wie sehr die Nahrung, und damit war auch die geistige gemeint, unser ganzes Wesen bestimmt. Im weitesten Sinne gibt es eine Einteilung in drei Energietypen.[78] Die *sattvische* Nahrung der organisch-physischen Ebene besteht aus Samen, Gemüse und Früchten. Sie gilt als beruhigend und heilend, im Unterschied zur *tamasischen,* die aus Fleisch, Spirituosen, Knoblauch u.a. besteht. Dazwischen liegt die energiespendende, *rajaische* (»königliche«) Nahrung mit pflanzlichen und Milchprodukten. Es scheint nichts dagegen zu sprechen, die Uralgen in die *sattvische* und in die *rajaische* einzureihen.

Auf Erfolgskurs

Angebote wie das Ayurveda gehen schon über Wellness hinaus in Richtung »Esoterik«. Aber die Grenzen sind ohnehin fließend. Auch das weite Feld des Mental- und Managementtrainings umfaßt Fitness und Wellness ebenso wie Gestalt-Therapie, positives Denken oder Neurolinguistisches Programmieren (NLP). Nach allem, was wir über die konzentrationsfördernde Wirkung der AFA-Algen gehört haben, passen sie hier wunderbar ins Konzept. Statt alle Aspekte einzeln anzuführen, möchte ich ein Kurzseminar beschreiben.[79] Darin

---

[78] *Das Buch »Sanfte Darmreinigung zu Hause. Mit Ayurveda zu neuem Wohlbefinden«, Fit fürs Leben-Verlag, 1997, widmet sich zu einem großen Teil der Ernährung nach ayurvedischen Prinzipien*
[79] *Der Abschnitt über das Seminar ist (mit einigen Änderungen und Kürzungen) entnommen: Christian Salvesen, »Bewegung in der Natur«, Esotera 9/95*

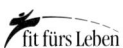
geht es um Selbstmotivation, Zielsetzung, Streßabbau und positives Denken. Jeder wird sich inzwischen ganz gut vorstellen können, bei welchen Punkten AFA-Algen als »Brainfood« wertvolle Dienste leisten können.

Im Tagesraum haben vier Frauen und acht Männer eine Runde gebildet. *Thomas,* der Leiter des Seminars, beginnt mit einem kleinen Vorstellungsspiel: *»Ich bin der Thomas, und hier zu meiner Linken sitzt Monika«.* Nun ist der Nächste an der Reihe, sich und die beiden zuvor Genannten vorzustellen. Der letzte in der Runde muß alle anderen Namen aufzählen können. *Thomas* möchte in der folgenden Stunde einen Eindruck davon vermitteln, worum es in seinen jeweils 40stündigen Seminaren geht.

Zum Thema Selbstmotivation zeichnet jeder zwei Kreise. Beide sollen in Segmente aufgeteilt werden. Der erste Kreis zeigt, wie ich meine Zeit tatsächlich aufteile, z.B. 50% Arbeit, 30% Familie, 20% Hobby. Im zweiten Kreis skizziere ich, wie ich sie am liebsten einteilen würde. *Thomas: »Was hält mich davon ab, das Wunschmodell zu verwirklichen?«* Verschiedene Antworten kommen aus der Runde, die Grundtendenz lautet: *»Gesellschaftliche Verpflichtung«* und *»ich muß arbeiten gehen«. »Wer sagt, daß du arbeiten mußt? Ich behaupte: du mußt überhaupt nicht.«* Schnell hat sich eine Diskussion entwickelt, in der der Unterschied zwischen *»ich muß«* und *»ich will«* zum Vorschein kommt. *»Ich will eine Familie, aber ich muß sie ernähren«,* meint jemand, und der scheinbare Widerspruch bleibt zunächst ungelöst im Raum, denn wir gehen weiter zur ebenso grundsätzlichen Frage nach dem Selbstwertgefühl. Die Motivation, das eigene Leben positiv zu verändern, wird meist durch Glaubenssätze wie: »ich bin nicht gut genug« gelähmt. *Thomas* schlägt vor, jeder möge sich in fünf Sätzen auf Papier selbst loben, z.B. »*ich bin eine großartige Seglerin«* oder *»ich habe heute einen tollen Kaffee ge-*

Es ist nicht leicht, die eigenen Stärken zu bekräftigen

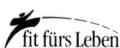
kocht«. Es scheint gar nicht so leicht zu sein, die eigenen Stärken zu bekräftigen. Das gehöre aber ganz wesentlich zur Selbstmotivation, meint *Thomas.*

»Was verursacht in eurem Leben Streß und Konflikt?« Aus den Antworten destilliert *Thomas* heraus: Angst zu versagen, Kritik, Schuldzuweisung, es anderen Recht machen wollen, Zeitdruck. *»Für einige dieser Ursachen gibt es ein Zauberwort: Nein! Z.B.: Ich lasse mir diesen Druck einfach nicht mehr gefallen!«* Ein Schauspieler wendet ein, er könne nicht einfach seine Vorführung absagen, wenn er Lampenfieber hat. Da hat *Thomas* einen anderen Trumpf parat: die aktive Entspannung. *»Setzt euch entspannt hin, legt eine Hand auf den Bauch, schließt die Augen und konzentriert euch auf den Atem. Spürt, wie der Bauch beim Einatmen herauskommt und beim Ausatmen wieder zurückgeht. Das ist die natürliche Atmung. Wenn wir Streß haben, geht der Atem nur in die Brust, was eine zusätzliche Nervosität bewirkt. Nun wartet einmal nach dem Ausatmen einen Moment, bis ihr wieder einatmet. Verlängert die Atempause. Egal, welche Ursache der Streß hat, das könnt ihr immer tun. Sogar kurz vor der Premiere könntest du dich noch kurz irgendwo hinsetzen, die Hände auf den Bauch legen und loslassen. Die einzige Notwendigkeit ist, es auch tatsächlich zu tun. Dazu ist es gut, diese Entspannung immer wieder zu üben, auch wenn ihr nicht im Streß seid.«*

Mit aktiver Entspannung gegen Lampenfieber

»Mit NLP auf Erfolgskurs« lautet ein weiteres Seminarthema. *Thomas* demonstriert, wie NLP (Neurolinguistisches Programmieren) im Alltag, z.B. bei Kommunikationsproblemen, eingesetzt werden kann. Wie kann ich meinen Partner besser verstehen? Ist nicht jede Interpretation durch meine eigenen Ansichten, Emotionen und Erfahrungen gefärbt, vielleicht sogar völlig verzerrt? Wird das Verständnis nicht oft verhindert durch meinen Wunsch, den anderen zu verändern? Wenn ich

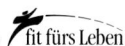
jedoch nicht nur auf die Worte, sondern auf alle körperlichen Signale meines Gesprächspartners achte und seine äußere Haltung annehme, begebe ich mich auf seine Ebene und öffne mich für seine Situation, sein Weltbild, seine Gefühle. Der Andere fühlt sich angenommen.

Zum Abschluß gibt *Thomas* noch eine kurze Einführung in das Mental-Training. Hier wird mit der Synchronisation der Gehirnhälften, Alphawellen und speziellen Suggestionsmethoden gearbeitet. *»Stellt euch einmal einen Elefanten vor. Habt ihr's? So, und jetzt stellt euch keine Maus vor, auf keinen Fall an eine Maus denken!«* Lachen und Kichern. *»Die Maus ist da, nicht wahr? Das Unbewußte hat Probleme, Verneinungen aufzunehmen. Wenn einer ständig sagt: ›ich will nicht mehr soviel arbeiten‹, was glaubt ihr, passiert dann? Er wird vermutlich so weitermachen wie bisher. Die Botschaften an unser Unbewußtes sollten also positiv formuliert werden. Ein anderes Beispiel von mentalem Training: Denkt mal an jemanden, mit dem ihr Schwierigkeiten habt. Nun stellt euch diese Person auf einem Bildschirm vor, den ihr vor euch etwas unterhalb eurer Augenhöhe seht. Ihr könnt das Bild kleiner werden lassen oder den Fernseher ganz abschalten. Ihr könnt die Person auch lächeln und Lobesreden über euch halten lassen. Wie fühlt ihr euch dabei? Richtig, die Emotionen beruhigen sich. Ich kann aus eigener Erfahrung sagen: wenn man die Übung eine Woche regelmäßig macht, ändert sich die problematische Beziehung zu dem betreffenden Menschen wirklich.«*

Und nicht zuletzt das Seminar »Frauen-Power«, geleitet von *Thomas'* Frau *Rosi*. Sie arbeitet als Lebensberaterin und hat bisher zwei Bücher über das Thema Selbstverwirklichung als Frau geschrieben. *»Die meisten Frauen vergleichen sich dauernd mit Männern, statt Verantwortung für ihre eigene Power zu übernehmen«*, meint sie. Und verspricht: *»Durch*

Die Botschaften an unser Unbewußtes sollten positiv formuliert werden

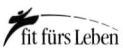

Rollenspiele, Atemtechniken und Meditationen wird jede Frau am Ende des Seminars wissen, wie sie ihre innere Klarheit einsetzen kann für weiblichen Erfolg und ihre eigene Zufriedenheit. Nur wenn wir fließen, wenn wir unser Frau-Sein genießen können und nicht ständig das Gefühl haben, es gegen jeden und alles verteidigen zu müssen, sind wir reine und anmutige Kanäle für kosmische Kreativität auf allen Ebenen.«

Haben Sie eine Idee, in welchen der angesprochenen Punkte AFA-Algen von Nutzen sein könnten?

AFA-Algen können uns nur dann verändern, wenn die Bereitschaft dazu besteht

Soweit die Beschreibung einer Trendgruppe, zu der immer mehr Menschen zählen. Diese Gruppe beginnt zu verstehen, daß jeder seines Glückes Schmied ist. Wie *Linda Grover* schon sagte: AFA-Algen haben ihr geholfen, mehr Verantwortung in ihrem Leben zu übernehmen. Die Alge für sich genommen kann das sicher nicht leisten. Es muß – vielleicht noch kaum bewußt – eine innere Bereitschaft vorhanden sein. Doch viele spüren bereits den Wunsch, ihr Leben bewußter zu gestalten. Es fehlt nur noch ein Anstoß, etwas mehr Energie, eine einfache, positive Stärkung.

Ekstatisch tanzen – ohne »Ecstasy«

Die zweite Trendgruppe ist zwar nicht streng getrennt von der ersten, setzt aber doch deutlich andere Schwerpunkte. Sie kommt aus der »Dancefloor-« und späten »Hippieszene«. Auch sie ist weit gestreut. Da gibt es die 15–20jährigen, die ihre Energie austoben und Fun haben wollen. Da gibt es die Psychedelic-Freaks, die auf ihren Trance-Trips zu immer neuen Erkundungen halluzinogener Welten aufbrechen. Da gibt es die Engagierten, die sich für eine neue »Peace-Bewegung« einsetzen. »*Wir demonstrieren für Frieden durch Abrüstung,*

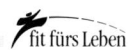
Freude durch Tanz als Mittel der Verständigung und Eier-
kuchen für die gerechte Verteilung der Lebensmittel« gaben
seinerzeit die Organisatoren der Berliner »Loveparade«, *Wil-*
liam Röttger und *Matthias Roenigh* bekannt.[80]

Allen gemein ist die Freude am ekstatischen Tanz: Techno.
Hunderttausende tanzen nächtelang zum monotonen Häm-
mern auf Techno-Parties und Love-Paraden. Alle Stammeskulturen der Erde scheinen im Schamanen unserer Zeit –
dem DJ – ihre elektronische Auferstehung zu feiern.

»Der Plattenteller als Gebetsmühle, die Discothek als Tem-
pel, der DJ als Zeremonienmeister – das ist die neue Rea-
lität einer lebensbejahenden und dynamischen Jugend im
letzten Jahrzehnt dieses Jahrtausends«, meint *Hans Cou-*
sto. Vor 15 Jahren wurde er (u.a. über *J. E. Berendt*) mit seinen Berechnungen der Planetentöne und der »Kosmischen
Oktave« bekannt, heute begeistert er sich für Techno. *»Der*
Beat und der Sound treiben einen auf die Tanzfläche und
schon befindet man sich in einem ganz neuen Energiefeld,
jenseits von Logik und Verstand, hüpfend und tanzend, bis
einem der Schweiß in großen Tropfen auf der Haut herun-
terperlt, mit allen anderen im Einklang tanzend und to-
bend bis zur völligen Ekstase.«[81]

Tanzen bis zur
völligen Ekstase

Bonn schickte 14 Star-DJs, darunter *Dr. Motte, Marusha* und
Westbam, auf kulturpolitische Mission. Zur 50-Jahresfeier
der UNO in San Francisco vertraten sie die aktuelle deutsche
Kulturszene. Das *Goethe-*Institut begründete den »act« damit,
daß *»Techno im Augenblick unbestritten als der bedeutend-*
ste Musikexport der Szene in Deutschland« gelte.[82]

[80] *Hans Cousto, »Vom Urkult zur Kultur. Drogen und Techno«, Nacht-*
schatten Verlag 1996
[81] *Cousto, S. 42*
[82] *Tsp/dpa, zit. nach Cousto, S. 78*

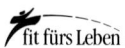

Welche Bedeutung könnten die Algen hier haben? Techno kommt aus den Trance-Tanztraditionen von Stammeskulturen und aus spirituellen Richtungen wie dem sufistischen Derwischtanz oder den marokkanischen Gnawa-Trommlern. Der Hintergrund ist nicht Sport oder körperliche Ertüchtigung, auch nicht Fun und Wellness im oberflächlichen Sinne. Es geht darum, über veränderte Bewußtseinszustände eine andere Wirklichkeit zu erfahren. Mögen die Technoparties auch weniger spirituelle Tiefe haben als der Tanz der Derwische, es gibt einige Vergleichspunkte. Zum Beispiel fordert jeder Trance-Tanz körperliche Ausdauer. Der Techno-Tanz geht meist ohne Pause von Mitternacht bis 7 oder 8 Uhr morgens. Statt Alkohol gibt es viele natürliche und synthetische Energizer. Vitaminsäfte und Konzentrate sollen Körper und Geist auf Trab halten. Die Qualität dieser synthetischen Mittel ist oft mehr als fraglich. Beliebt sind auch Wachmacher wie das stark koffeinhaltige Guarana, das sicher weniger schädlich auf den Körper wirkt als zwei Kannen starker Kaffee.

Vitaminsäfte und Konzentrate sollen Körper und Geist auf Trab halten

Der eigentliche Haken am Techno sind allerdings die sogenannten Partydrogen. »Ecstasy« (MDMA = 3,4-Methylen-Dioxy-N-Methyl-Amphetamin), LSD und andere synthetische psychoaktive Substanzen sollen emotional öffnen, energetisieren oder »das Bewußtsein erweitern«. Vitamine gelten in diesem Zusammenhang als erdend. Sie sollen von einem »schlechten Trip« herunterholen können. Genau das dürften Algen besser leisten können als die gängigen Vitaminkonzentrate. Nach der Ekstase ist das »Chill Out« angesagt, eine Phase der Entspannung und Regeneration. Der Körper muß wieder zu Kräften kommen. Frische, alkoholfreie Getränke und Obst sollten stets zugänglich sein. Das ist eine der allgemeinen Bedingungen der niederländischen »Safe House Campaign«, die auf über 500 Safe-House-Parties insgesamt zwei Millionen Besucher betreute.

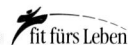

Staatlich geförderte Dienstleistungen wie die der »Safe House Campaign« fehlen in Deutschland. 1994 wurde jedoch auf Initiative des Soziologen *Helmut Ahrens* der Verein »Eve & Rave« gegründet, *»ein Raverprojekt für Gesundheit, Kultur und Arbeit zur Förderung der Technokultur und Minderung der Drogenproblematik.«*[83] Es gibt ein Drug-Checking (Qualitätskontrolle) nach holländischem Vorbild, Informationen (Medienarbeit, öffentliche Veranstaltungen), Telefonberatung über die »Rave Safe Line«, Schulungsgruppen für MitarbeiterInnen, Club- und Kreativteams, die Kondome verteilen oder Events und Chill-Out-Spaces mitgestalten. *Hans Cousto,* einer der Mitinitiatoren, der heute vor allem in der Schweizer Techno-Trance-Szene mitwirkt, sagte mir am Telefon, er wüßte nichts von irgendwelchen Algen als Supernahrung. Die AFA-Algen dürften demnach in der »Raver-Szene« bisher noch unbekannt sein. Ich denke, dies wird sich bald ändern.

AFA-Algen versorgen das Gehirn mit den entscheidenden Aminosäuren

Es gibt nämlich auch einen ganz handfesten, medizinischen Grund, warum die Algen gerade in der Techno-Szene nicht fehlen sollten: Die häufig genommene Substanz MDMA regt die übermäßige Ausschüttung des wichtigen Neurotransmitters Serotonin an. Dadurch entsteht die euphorische Stimmung und Wachheit, die über vier bis sechs Stunden anhält. Nach dem »High« ist der Serotoninspeicher im Gehirn allerdings ziemlich leer und läßt sich durch weiteres MDMA auch nicht füllen. Er baut sich in einer 48stündigen Ruhe- oder auch Erschöpfungsphase erst allmählich wieder auf.

Durch die plötzliche Entleerung des Speichers kann u.a. die Regelung der Körpertemperatur gefährlich gestört werden (maligne Hyperthermie, Wärmestau) Weitere mögliche Nebenwirkungen: Ansteigen des Blut- und Flüssigkeitsdrucks

[83] *Cousto, op. cit., S. 203*

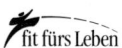
(Hyperisotonie), Herzklopfen (Tachykardie), unregelmäßige Herzschlagfolge Schweißausbrüche, Schwindelanfälle und Verkrampfungen in der Kiefermuskulatur.[84] Sicher sind die Vitamine der Fruchtsäfte wichtig, um den Körper aufzubauen und länger tanzen zu können. Darüberhinaus versorgen aber AFA-Algen das Gehirn mit den entscheidenden Aminosäuren. Das fehlende Serotonin wird durch ein bis zwei Gramm Algen schnell wieder ersetzt, und auch die anderen Nebenwirkungen können leichter aufgefangen werden (siehe Kapitel »Symphonie der Nährstoffe«).

Fehlendes Serotonin wird durch ein bis zwei Gramm Algen schnell wieder ersetzt

Sachkundige Informationen dürften beim Thema (Party-) Drogen eher helfen als emotionale Gegenkampagnen und Strafverfolgung nach dem Betäubungsmittelgesetz (BtMG). Auf der Tagung »*Cannabis und Kultur*« forderte der Ethnomediziner *Dr. Christian Rätsch* einen »*Rauschkunde-Unterricht*« in den Schulen.[85] Zu ergänzen wäre in diesem Zusammenhang: Algen könnten an den Schulen wie in den Diskotheken eine ganz direkte, körperliche Hilfe bieten.

Daß ekstatisches Tanzen keinerlei psychoaktiver Substanzen und synthetischer Ekstasehilfen bedarf, belegt *Dr. Gabriel Cousens* aus seiner Erfahrung mit den AFA-Algen. Nach einem einjährigen Aufenthalt in Indien, wo er bereits regelmäßig die Spirulina-Algen gegessen hatte, stieß er 1982 zum erstenmal auf die AFA-Algen. Er nahm einige Kapseln, bevor er an einem Trance-Tanz mit spirituellen Chants teilnahm und stellte mit Erstaunen fest, wie leicht es ihm fiel, fokussiert, klar und »blissful« zu sein. »*Nur zwei von den Hunder-*

[84] *Cousto, op. cit., S. 223*
[85] *Christian Rätsch auf dem 7. Symposium des Europäischen Collegiums für Bewußtseinsstudien am 10. Juni 1995 in Hamburg. Abgedruckt in: Ralph Cosack und Roberto Wenzel (Hg.),»Das Hanf-Tage-Buch«, Wendepunkt Verlag, Hamburg 1995, S. 58*

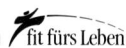
ten der TeilnehmerInnen hielten das Tanzen die ganze
Nacht durch – und ich war einer von diesen beiden.«[86]

Esoterik – ein weites Feld

Meditations- und Yogakurse, Tai Chi und Selbsterfahrungs-
gruppen haben Hochkonjunktur. Auf dem entsprechenden
Markt erscheinen immer neue oder uralte Spielarten, die
»wahre Lebendigkeit« einzuüben. Da vermählen sich harmlos
klingende Worte wie »Selbstfindung« unversehens mit Mon-
stren wie »neoreichianische Körperarbeit«, »schamanische
Schwitzhüttenrituale« oder »transformatorische Tantra-Ener-
giekreise«. Yoga und Reiki bilden als Oldies den gleichbleibenden Hintergrund, vor dem sich die neuesten Hits abzeichnen.

Die Fitness/Wellness- und die Techno/Trance-Bewegung verdanken ihre entscheidenden Impulse der überaus breitge-
fächerten Esoterik-Szene. Der Begriff »Esoterik« ist zwar etwas unglücklich, aber er hat sich im deutschen Buchhandel
etabliert. (In Amerika z.B. gibt es kein entsprechendes Schlag-
wort. Selbst »New Age« hat dort einen anderen Stellenwert.)
Das übergeordnete Thema ist Ganzheit: Einheit von Körper,
Geist und Seele; von Mensch, Natur und Gott; von Religion,
(Heil-)Kunst und Wissenschaft. Die harmonische Gemeinschaft aller Menschen jenseits der politischen und ideologi-
schen Grenzen ist eines der angestrebten hohen Ziele. Läßt
man den esoterischen Überbau beiseite, bleiben unterm
Strich meist als eigentliche Interessen übrig: Gesundheit,
Erfolg/Glücklichsein und »das Geheimnisvolle« oder Unbe-
kannte.

Die harmonische Ge-
meinschaft aller Men-
schen ist eines der an-
gestrebten hohen Ziele

[86] *Gabriel Cousens, »Microalgae. First & Finest Superfood«, in: Body*
Mind Spirit, 1995, p. 16

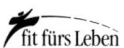

Diese Reihe bildet eine Steigerung, auch von der Sache her. Denn das Unbekannte ist mit einer besonderen Energie verbunden. Manche stolpern zwar in diesen Bereich hinein, sei es durch LSD oder einen Schock, doch wirklich erschließen wird er sich nur jemandem, der über ein hohes Maß an Energie verfügt. Diese Energie kommt nicht irgendwoher aus der Luft, sondern muß geschaffen werden. Eine naheliegende Methode ist, zunächst den Körper gesund und kräftig zu halten, sodann im alltäglichen Leben möglichst wenig Negativität aufkommen zu lassen und sich schließlich möglichst oft auf die innere Stille zu konzentrieren.

Das Grundmodell des Energieaufbaus ist bei allen spirituellen Praktiken gleich

Dieses Grundmodell eines Energieaufbaus von der körperlichen Basis über verschiedene »feinere« Ebenen bis zur »Selbstverwirklichung« findet sich in fast allen spirituellen Traditionen: Bei indischen Yogis wie bei Taoisten oder japanischen Zenmeistern, bei indianischen Schamanen und *Carlos Castaneda* wie bei Therapeuten und Energiearbeitern vom Schlage eines *Dr. Richard Moss*[87] oder *Dr. Stanislav Grof.* Wer sich dafür interessiert, welche Rolle die AFA-Algen in diesem »hochenergetischen Bereich« spielen könnten, findet auf den folgenden Seiten einige Anregungen.

---

[87] *Richard Moss ist ein amerikanischer Arzt und Heiler, der sich in seiner Arbeit u.a. auf Wilhelm Reichs Orgon-Energie bezieht. Jüngste Veröffentlichung:»Das Zweite Wunder«, Ansata Verlag 1997*

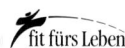
6. Energie: Materie und Geist schwingen zusammen

Descartes' Zirbeldrüse

Philosophen und Wissenschaftler haben sich in den vergangenen drei Jahrhunderten mit einem Problem geplagt, das im Grunde erfunden ist, nämlich wie die Kluft zwischen Materie und Geist zu überwinden sei. Gibt es einen Verbindungspunkt, und wo befindet er sich? *René Descartes* hatte – aus nachvollziehbaren logischen Überlegungen – die Materie (»res extensa«) als ausgedehnt und meßbar, den Geist (»res cogitans«) als ihr Gegenteil definiert. Der Körper, und was die Sinne wahrnehmen, kann zwar in seiner Existenz logisch bezweifelt werden, ist aber andererseits objektiv vorhanden. Mehrere Menschen können übereinstimmend sehen, daß ich die Hand hebe oder mit Hilfe des EEG feststellen, daß sich meine Gehirnwellen verändern. Was ich denke und fühle, ist dagegen subjektiv und »privat«. Nur ich selbst kann das direkt wissen – ohne auf einem Meßinstrument nachschauen zu müssen. Diese beiden Bereiche, das Physisch-Objektive und das Psychisch-Subjektive sind demnach ganz verschieden, und doch hängen sie offensichtlich eng zusammen. Wie sonst könnten die Aminosäuren der AFA-Alge geistige Klarheit erzeugen?

Sind Gedanken wirklich nur elektrische Gehirnströme?

Der Rationalist *Descartes* nahm – eher intuitiv – an, daß die Verbindung zwischen Körper und Geist in der Zirbeldrüse geschaffen wird. Molekularbiologen und Gehirnforscher haben an die Stelle der Zirbeldrüse das ganze Gehirn mit seinem komplexen Neuronensystem gesetzt. Unzählige Labortests und Fälle von Patienten mit Gehirnschäden beweisen die These: Ohne Gehirn keine Gedanken. Schon kleinste Schäden im Gehirn können sich in diversen Störungen im (Sprach-)Verhalten ausdrücken, woran wir ganz selbstverständlich den Geisteszustand des Menschen ablesen. Doch sind Gedanken und Gefühle wirklich nur elektrische Gehirnströme oder chemische Prozesse? Gibt es nicht Berichte von Menschen, die

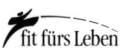

klinisch tot waren und sich an sehr lebhafte Visionen und Wahrnehmungen erinnern? Ist das Geistige tatsächlich an einen materiellen Träger wie das Gehirn gebunden?

Materie ist nicht bloß Masse, sondern Information und Energie

Inzwischen kommen auch westliche Denker und Forscher zu dem Schluß, daß es ein übergeordnetes System oder Feld geben muß, in dem sich der radikale Geist-Körper-Dualismus verflüchtigt[88] Schon die Rede von Zellinformation und genetischem Code deutet auf ein Umdenken hin. Materie ist nicht bloß Masse, sondern Information und Energie – birgt das Geistige in sich. Auch hat die Philosophie anderer Kulturen unser Weltbild beeinflußt. Im indischen Yoga oder chinesischen Taoismus wird eine Grundenergie angenommen –»Prana« oder»Chi« genannt – die sich grob- oder feinstofflich manifestieren kann. Es gibt keine Kluft zwischen ausgedehnt-meßbar und unausgedehnt-unmeßbar, sondern eine graduelle Abstufung von Energie. Die ist allerdings im Rahmen unserer herkömmlichen Naturwissenschaft und Schulmedizin schwer oder gar nicht meßbar.

Feinstoffliche Ebenen

Bisher haben wir die Uralgen vor allem im Zusammenhang mit chemischen Prozessen und körperlich-seelischen (psychosomatischen) Symptomen kennengelernt. Von höheren Schwingungen war kaum die Rede. Es gibt jedoch Forscher, die eine Verbindung zwischen den AFA-Algen und feinstofflichen, übersinnlichen Ebenen sehen. *Dr. Gabriel Cousens* z.B. meint, AFA biete enormes»Prana« für den Geist (»mind«) und das Nervensystem, Spirulina für den ganzen Körper. Er hebt

---

[88] *Der Klassiker ist hier: Fritjof Capra,»Wendezeit. Bausteine für ein neues Weltbild«, Scherz Verlag. Ähnliche Gedanken bringen Rupert Sheldrake, Ken Wilber, Charles T. Tart und viele andere spirituell orientierte Wissenschaftler in ihren Werken*

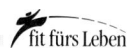
die Wirkung von AFA auf den Hypothalamus und die Hirnanhangdrüse hervor und behauptet, diese seien mit »den höheren, feinstofflichen, spirituellen Zentren« verbunden. Deshalb fördere die Einnahme der Algen Meditation und Bewußtheit.[89]

Der Schlüsselbegriff zum Verständnis der Zusammenhänge ist hier Energie. In der indischen Mythologie wird die Lebensenergie als die Göttin *Shakti* dargestellt. Sie liegt als eingerollte, schlafende Schlange im Muladhara-Chakra, dem untersten der sieben Energiezentren. Bestimmte Körperhaltungen *(asanas)* und Reinigungen *(dhautis),* Atemübungen *(pranayamas),* Muskelbewegungen *(bandhas)* und Gesten *(mudras),* aber auch Vorstellungsbilder *(mandalas)* und heilige Wort-Silben *(mantras)* sollen im Yoga bewirken, daß sich die Schlange aufrichtet und als »Kundalini-Energie« über die feinstofflichen Kanäle und Chakren bis zum höchsten Energiezentrum aufsteigt. Dort, im *Sahasrara* über dem Scheitel, vereint sich *Shakti* mit *Shiva.* Es kommt zu einer »Erleuchtung«, danach fließt die Energie in der Regel wieder nach unten.[90]

Die Einnahme von AFA-Algen fördert Bewußheit

Heilpraktiker, die mit Hochpotenzen und feinstofflichen Substanzen, mit Homöopathie, Bachblüten oder ätherischen Ölen arbeiten, sprechen im Zusammenhang mit den Chakren auch von verschiedenen feinstofflichen Körpern. Der Bachblütenexperte *Dietmar Krämer* stellt in seiner »Esoterischen Therapie« folgende Zuordnung auf: Medikamente, Vitamine, Tees, Kneippgüsse und Fangopackungen wirken auf den phy-

---

[89] *Gabriel Cousens, »Microalgae. First & Finest superfood«, in: Body Mind Spirit, Mai 1995*
[90] *Diese Energie wurde inzwischen als elektrischer Strom im Rückenmark gemessen. vgl. Gerhard H. Eggetsberger, »Power für den ganzen Tag. Sieben Übungen zur Steigerung der Lebensenergie«, Orac Verlag 1995*

97

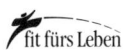
sischen Körper, Akupunktur und Homöopathie auf den Ätherkörper, Bachblüten und Aromatherapie (als Duft) auf den Astralkörper und Edelsteine auf den Mentalkörper. Die drei höchsten Zentren entziehen sich laut *Krämer* einer direkten Behandlung. *»Nach esoterischer Sicht besteht der Mensch aus sieben Körpern, wobei drei den unsterblichen Teil des Menschen bilden und daher mit therapeutischen Mitteln nicht zu beeinflussen sind.«*[91] Was geschieht nun, wenn wir die Algen essen? Wirken sie auf die feinstofflichen Energiezentren? Nach der Zuordnung von *Krämer* eher nicht. Sie gehörten wohl zu den physischen Stoffen, es sei denn, wir bringen die Lichtenergie und die Schwingung der genetischen Urinformation ins Spiel. Man kann grundsätzlich auch jede Nahrung als Energie und Information verstehen. Aber welche Maßstäbe sollen für den jeweiligen Energiepegel angesetzt werden? Es gibt verschiedene Methoden, mit denen feinstoffliche Energien in den blaugrünen Uralgen AFA und Spirulina festgestellt und gemessen wurden. Das gilt auch für die Testpersonen, die die Algen gegessen hatten. (Vergleich: Vorher-Nachher)

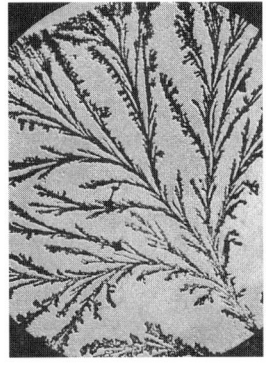

Die Bilder der AFA-Algen erinnern an Eisblumen

In der Opto-Kristallisation (Weiterentwicklung der empfindlichen Kristallisation von *Prof. Ehrenfried Pfeiffer* durch *Dr. Jose Garcia*) werden die Schwingungsfelder von Pflanzen, Blütenessenzen, Edelsteinen und homöopathischen Mitteln sichtbar. Die Bilder der AFA-Algen erinnern an Eisblumen und sollen in ihrer komplexen Struktur besonders hohe Schwingungen des Energiekörpers darstellen.[92]

Die von dem Russen *Semijon Kirlian* entwickelte Kirlianfotografie hat in Tests gezeigt: vor der Einnahme der Uralgen war fast keine Coronastrahlung um die Fingerkuppen zu sehen.

[91] *Dietmar Krämer, »Esoterische Therapien 1«, Ansata-Verlag*
[92] *Quelle: Showshawme of Transformational Research, 1994*

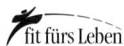
Eine halbe Stunde nach Einnahme von vier AFA-Tabletten sichtbar mehr.

Aufnahmen mit dem von *Dr. Dieter Knapp* entwickelten, der Kirlianfotografie vergleichbaren Color-Plate-Verfahren zeigten, daß menschliches Blut unmittelbar auf den Kontakt mit Spirulina reagiert. Die Strahl- und Lichtkraft des Blutes war deutlich stärker geworden. Die Untersuchung wurde als Nachweis für die positive körperliche Wirkung von Spirulina und für eine energetisch feinstoffliche Harmonisierung des Menschen gewertet.[93]

Blut reagiert unmittelbar auf den Kontakt mit Spirulina

Der Biophotonenforscher *Dr. Fritz-Albert Popp* stellte bei Spirulina eine hohe Speicherfähigkeit für Licht fest. Das Sonnenlicht gilt als »ordnender Faktor« für den menschlichen Organismus. Die ausgestrahlten Lichtteilchen, »Biophotonen« genannt, sollen als Informationen die Stoffwechselprozesse in den Zellen steuern können. Die Forschungen ergaben, daß die Mikroalge Spirulina zwölfmal mehr Biophotonen abstrahlt als z.B. Weizen- oder Gerstengras.[94]

Dr. Christian Steiner, Kärntner Arzt und Erfinder eines Bioresonanzgeräts, testete AFA und Spirulina 1993 mit Hilfe der Holopathie, ein auf digitaler Homöopathie beruhendes Meßsystem. *»Wir haben eine Substanzprobe der Algen eingescannt, so daß sie für die energetische Testung und Therapie zur Verfügung steht. Der Therapeut klickt in der Substanzkategorie ›Vitamine und Aminosäuren‹ auf ›AFA-Alge‹ und kann sofort testen, welche Meridiane und Punkte durch die Algen ausgeglichen werden.«* Ergebnis: AFA fördert die Verarbeitung von emotionalen Belastungen und das abstrakte Denken, Spirulina unterstützt Organe und Bindegewebe. Die

[93] *U. Arndt, op. cit., S. 65*
[94] *ebenda*

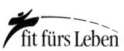
Testungen ergaben, daß die AFA die Wirkung von Vitaminen im zentralnervösen Bereich verbessert. *»Dies ist insofern bemerkenswert, als es nur wenige Substanzen gibt, die harmonisierend auf die oberen Bereiche des Zentralnervensystems wirken.«*[95]

Was beweisen diese verschiedenen Untersuchungen? Sie demonstrieren, daß die Uralgen AFA und Spirulina nicht nur den physischen, sondern mindestens den nächsthöheren, den ätherischen bzw. Vitalkörper beeinflussen. Wie hoch hinauf die Wirkung tatsächlich geht, läßt sich mit solchen Methoden nicht zeigen. Das ist auch nicht nötig. Es gibt nämlich einen ganz einfachen Weg, die Uralgen in ihrer »spirituellen Wirkung« zu testen.

Uns westlichen Glücks- und Wahrheitssuchern fehlt vor allem Geduld

Die Logik des stufenartigen Energiemodells ist ja, daß zunächst die unterste Ebene energetisch versorgt sein muß, damit die nächsthöhere aktiviert werden und richtig funktionieren kann. Die Yogis des alten Indien achteten streng auf die schrittweise, kontrollierte Steigerung der Energie, denn mit der Kundalini-Schlange ist nicht zu spaßen. Uns westlichen Glücks- und Wahrheitssuchern fehlt vor allem Geduld. Alles muß möglichst schnell passieren. Auch in der spirituellen Szene wetteifern die Anbieter mit Intensivkursen aller Art – nach dem Motto: »In drei Tagen zur Erleuchtung«. Sollte die Energie tatsächlich aufsteigen, würde eine vorangegangene regelmäßige Algeneinnahme eher dafür sorgen, daß der Körper dabei mithalten kann und kein Kurzschluß passiert – und weniger dafür, daß die Energie nach oben gepuscht wird.

[95] *Christian Steiner, »AFA und moderne Alternativmethoden« (unveröffentlichtes Manuskript) und »Uralgen – Fitneß für Körper und Geist«, in: Gesundheit. Das Magazin für Lebensqualität. (2 A 1996)*

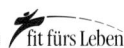
Die Gedanken kommen zur Ruhe

Wir denken bei hoher Energie vielleicht an einen überaktiven Geist, sprudelnde Einfälle, »Hans Dampf in allen Gassen«. Das ist nicht die geistige Klarheit, von der *Buddha* oder *Patanjali* sprechen.

»Atha yoga anusasanam
yogas citta vrtti nirodhah
tada drastuh svarupe'vasthanam
vrtti sarupyam itaratra.«

»Nun: Yoga-Unterweisung.
Yoga: Zur-Ruhe-Kommen der Denkbewegungen.
So erkennt der Sehende sein wahres Selbst.
Sonst ist dieses nur den jeweiligen
Denkbewegungen gleichgesetzt.«[96]

Yoga: Erkenntnis ohne Gedanken

Knapp und bündig – der Anfang des wohl berühmtesten Werkes des klassischen Yoga: *Patanjalis* Yoga-Sutra, entstanden vor etwa 2.000 Jahren. Es geht um Erkenntnis ohne Gedanken. Das ist für den Verstand unbegreiflich. Schließlich ist unsere ganze westliche Kultur einschließlich ihrer Philosophie auf jenen »Denkbewegungen« aufgebaut, die der indische Yogi oder die Yogis ganz »zur Ruhe kommen« lassen will. Erst wenn überhaupt keine Gedanken mehr auftauchen, dann geschieht die Erkenntnis des »wahren Selbst«. Denn normalerweise identifizieren wir uns mit den Gedanken. Und die können sehr fein, kaum wahrnehmbar sein. Sogar Gefühle und Empfindungen gehören dazu, letztlich alles, was entsteht und vergeht.

[96] *zit. aus: Hartmut Weiss, »Quellen des Yoga. Klassische Texte der Körper- und Geistesschulung«, Bern, S. 68f.*

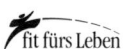

Gedanken entstehen in der Regel aus Sorgen und Wünschen

Wenn die AFA-Algen die zur Meditation nötige geistige Klarheit fördern, kann das nur eines bedeuten: weniger Gedanken. Und das ist nicht zu verwechseln mit einem Unvermögen zu denken. Es ist kein Zeichen von Stumpfheit. Darin äußert sich vielmehr ein besonders hoher, feiner Energiepegel, bei dem das normale,»mechanische« Denken schwerfällig wirkt und stört. Gedanken entstehen in der Regel aus Sorgen und Wünschen. Je ausgeglichener das gesamte Körper-Geist-Seele-System, desto weniger Sorgen und Wünsche können aufkommen. Nervosität und Erregung machen einem gleichbleibenden Wohlbefinden Platz. Dieser natürliche Grundzustand, im Yoga *Satchitanand* (Sein-Erkenntnis-Seligkeit) genannt, ist so wenig sensationell, daß er uns normalerweise entgeht. Doch wir sind bereits in diesem Zustand, ohne es wahrhaben zu wollen. Was zu tun bleibt, ist, das natürliche gute Körpergefühl zu spüren und zu nähren. Und dabei können uns die AFA-Algen helfen.[97]

An den Schluß dieses philosophisch-esoterisch gehaltenen Kapitels paßt der Name einer spirituellen Lehrerin, die in etlichen Büchern, in Vorträgen und Seminaren, in ihrer eigenen Schule und in ihrer Familie immer wieder die AFA-Algen gepriesen hat und weiterhin empfiehlt: *Chris Griscom*. In ihrem Buch»Der Quell des Lebens« führt sie die Uralgen als eines ihrer»Lieblings-Supernahrungsmittel« an,»die dem Körper helfen, sich seine Alterlosigkeit zu erhalten.« Sie seien ein»Mikroorganismus von unvergleichlicher Bedeutung für die Zukunft der Menschheit. Sie können u.a. helfen, auch im

---

[97] *In seinem bahnbrechenden Werk»Ganzheitliche Ernährung und ihre spirituelle Dimension« (Sternenprinz 1995, orig.»Spiritual Nutrition and the Rainbow Diet«, USA 1986) geht Gabriel Cousens auf den Zusammenhang zwischen Ernährung und Chakren, Kundalini, Ayurveda und Yin-Yang-Balance ein. Sein Resumee findet sich gleich am Anfang:»Wenn wir uns gesund und harmonisch ernähren, sind wir fähiger, uns auf das Göttliche einzustimmen« (S. 13)*

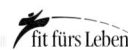
Alter noch geistig klar zu sein.[98] Mit dem »alterslosen Körper«
ist nicht der physische, sondern der Vitalkörper gemeint. Von
der höheren Schwingungsebene aus hilft er dem natürlich
vergänglichen Körper, solange wie möglich gesund und »vital« zu sein.[99]

Und schließlich ein Kommentar von *OM C. Parkin,* der das
unabhängige Bewußtsein unmittelbar aus eigener Erfahrung
kennt, die AFA-Algen regelmäßig nimmt und als Heilpraktiker
empfiehlt:

»Das materialistische Weltbild, welches die heilende Wir-
kung einer Substanz auf deren Inhaltsstoffe zu reduzieren
sucht, ist beschränkt. Daß Substanzen gleichzeitig Träger
von Informationen sind, wissen wir z.B. aus der Homöo-
pathie. Die Physik hat sich – im Gegensatz zur konventio-
nellen Schulmedizin – längst vom materialistischen Welt-
bild getrennt. Sie beschreibt Materie als reine Schwingung.
Um die überaus starke Wirkung der Algen auf den mensch-
lichen Organismus auch nur annähernd nachzuvollzie-
hen, ist es wesentlich, diese Uralge als Träger einer Infor-
mation vom Beginn der Evolution zu verstehen. Es scheint
diese Urinformation aus dem Herzen der Natur zu sein,
nach welcher unsere Körperzellen verlangen. Ihr Verbund
hat sich durch geistige Desorientierung soweit von der Na-
tur getrennt und entfremdet wie wahrscheinlich nie zuvor
in der menschlichen Geschichte.«

Materie ist durchaus
nicht nur reine
Schwingung

[98] *Chris Griscom, »Der Quell des Lebens. Das praktische Körper-Energie-*
Programm« (Goldmann, amerik. Orig. »The Ageless Body«) S. 110
[99] *In der deutschen Übersetzung des Buches heißt die Kapitelüberschrift*
»Blaugrüne Meeresalgen (Spirulina)«. Abgesehen davon, daß alle als
Nährstoff angebotenen Spirulina-Algen aus Süßwasser-Teichen kom-
men, erklärte Chris Griscom Hans Ludwig in einem Gespräch in New
Mexico, sie esse die wild gewachsenen AFA Algen vom Klamath Lake,
wie alle ihre Mitarbeiter am »Light Institute« in Galisteo. Im amerika-
nischen Original lautet die Überschrift: »Blue-Green Algae«

103

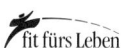
7. Qualität der Uralgennahrung

Sind die Algen toxisch?

In den USA existieren, wie auch in Deutschland, strenge Richtlinien dafür, was offiziell als Heilmittel angeboten werden darf und was nicht. Es soll hier nicht diskutiert werden, inwieweit die Pharmaindustrie aus Eigeninteresse heraus diese Richtlinien mitbestimmt. Es liegt auf der Hand, daß ihre Medikamente um so weniger Absatz finden, je mehr das allgemeine Interesse an Naturheilmitteln wächst.

Als *Victor Kollmann* seine blaugrünen Algen in den USA als Mittel gegen Alzheimer und Herpes anpries, schritt die »Food & Drug Administration« (FDA) ein. 1986 wurde sein Algenunternehmen gestoppt, die geernteten und für den Verkauf vorbereiteten Algen wurden konfisziert. Begründung: Es sei medizinisch-wissenschaftlich nicht erwiesen, daß Algen die angegebenen Krankheiten oder überhaupt Krankheiten heilen könnten. Aus einigen unserer Geschichten geht ja auch hervor, daß die Algen keine dauerhaften Wirkungen zeigen. Deshalb betonen die Algenfirmen, daß sie kein Medikament, sondern eine besonders vitale, gesundheitsunterstützende und fördernde Nahrung anbieten.

Algen sind kein Medikament, sondern ein Nahrungsmittel

Doch es gibt eben auch Fälle, wo diese Kost schlimme Körperreaktionen hervorrief. Die 51jährige *Sandy Sharkey* aus Hawaii wollte 1996 eine Firma deswegen verklagen. 48 Stunden, nachdem sie Algen-Kapseln eingenommen hatte, stellten sich bei ihr negative Symptome ein. *»Mir war entsetzlich übel und schwindlig. Ich hatte ein starkes Kribbeln in Händen und Füßen, mein Herz hämmerte wie wild. Ich fühlte mich, als könnte ich mich nicht bewegen.«* Im Krankenhaus konnte trotz zahlreicher Tests keine Ursache entdeckt werden. Am nächsten Tag nahm sie wieder Algen und wurde nach einigen Stunden fast ohnmächtig. Diesmal berichtete sie den Ärzten von den Algen, woraufhin die sagten, das müsse

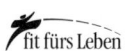

wohl die Ursache sein. Sie gab eine Anzeige in einer lokalen Zeitung auf: 45 Leute meldeten sich wegen unangenehmer Nebenwirkungen der Algen.

Diana Layman aus New Jersey war ins Algengeschäft eingestiegen, nachdem die Allergien bei ihrem Ehemann schon bald nach Einnahme der Algen stark zurückgegangen waren. Sie selbst hatte zwar auch nach sechs Wochen noch keine besonderen Veränderungen bemerkt, war jedoch überzeugt, daß sie ein gesundes, wertvolles Produkt vertreibe. Dann stellte sich heraus, daß sie fürchterliche Magenkrämpfe bekam, wenn sie die Algen in Kombination mit Käse einnahm. Dasselbe passierte ihrer Mutter. Schließlich entschied sich Diana, die Algen und das Marketing aufzugeben.

Einige Algenesser können eine starke Konzentration an roher Pflanzenkost nicht vertragen

Christian Drapeau, Leiter einer Forschungsabteilung für Algenprodukte, führt die Fälle von Übelkeit darauf zurück, daß die Algen roh sind. Laut einer Studie des National Centers für Gesundheitsstatistik litten 85% aller Amerikaner an Verdauungsproblemen. So sei es nicht verwunderlich, wenn einige Algenesser eine so starke Konzentration an roher Pflanzenkost nicht vertragen könnten. Sie würden auch bei rohem Broccoli Probleme haben. Der Körper müsse sich also erst allmählich umstellen. Außerdem würden die AFA-Algen den Körper entgiften. Je nach angespeicherter Menge und Art dieser Gifte könne es da manchmal zu heftigen Reaktionen kommen. Man solle dann in jedem Fall einen Arzt aufsuchen oder die Algen nicht mehr essen.

Ganz so leicht lassen sich die kritischen Einwände allerdings nicht ausräumen. Man darf nicht vergessen, daß hier ein Produkt auf den Markt gekommen ist, das»boomt«. Je erfolgreicher eine Sache ist, desto schärfer wird sie unter die Lupe genommen, nicht zuletzt von den Konkurrenten. Diese brisante Situation spiegelt der Journalist *Mark Fearer* im Leitartikel

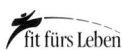
einer New-Age-Zeitung aus Boulder/Colorado.[100] Boulder ist mit seiner Universität, etlichen Seminarzentren, Buchverlagen, Plattenfirmen und einem großen »Health-Food«-Supermarkt Hochburg der alternativen öko-spirituellen Szene in den USA. Die Algen sind dort Tagesthema. Abgesehen von Interessenskonflikten mit anderen Anbietern von Energienahrung steht dabei die eine entscheidende Frage im Raum: Sind die Wildalgen vom Klamath See toxisch?

Sind die Wildalgen vom Klamath See toxisch?

Von den 1.600 Spezies der Blaugrünalgen bzw. Cyanobakterien gelten zwei als wirklich toxisch (giftig), *Anabaena flosaquae* und *Microcystis aeruginosa*. Verschiedene Studien zeigen, daß die Zellen Gifte enthalten, die auf die Leber und das Nervensystem einwirken. Im Labor konnte Anatoxin A isoliert werden, eine Stickstoffverbindung, die ähnlich tödlich wirkt wie Strychnin. Andererseits könnte eine weniger giftige, künstliche Variante dieses Stoffes bei der Behandlung der Alzheimer-Krankheit helfen.

Wayne W. Carmichael, Professor für Hydrobiologie und Toxikologie an der »Wright State University« in Dayton (Ohio) forderte auf der Basis seiner Forschung, daß die als Nahrung angebotenen Algen von Wissenschaftlern überprüft werden müßten. »*Da Cyanobakterien meist einfach von der Oberfläche eines offenen Gewässers abgefischt werden und weder Händler noch Konsument toxische von nicht-toxischen Stämmen unterscheiden können, weil dafür aufwendige biochemische Verfahren erforderlich sind, ist die Sicherheit solcher Produkte fraglich.*«[101]

[100] *Mark Fearer, »The Great Blue-Green Algae Debate«, Nexus, Juni 1996*
[101] *Wayne W. Carmichael, »Cyanobakterielle Toxine«, »Spektrum der Wissenschaft«, März 1994, S. 77*

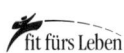
Die AFA-Stämme vom Klamath See können kein Gift produzieren

Seit 1994 prüft *Carmichaels* Labor die Algen aus dem Klamath Lake. Es sind bisher keinerlei Toxine gefunden worden. *Carmichael* glaubt auch nicht, daß die Anfälle von Übelkeit und Magenkrämpfen mit irgendwelchen Toxinen aus den AFA vom Klamath Lake zu tun haben. Auch Algenforscher *Dr. William T. Barry,* als Professor für Biologie und Gesundheitswesen eine international anerkannte Kapazität, überprüft seit Jahren die Qualität der AFA-Algen vom Klamath Lake. Bisherige, jahrzehntealte Studien, die von toxischen Algen im See ausgingen, sind seiner Ansicht nach fehlerhaft und ungültig. Tatsächlich können verschiedene Stämme einer Spezies giftig oder ungiftig sein. Von den zwanzig Stämmen der *Anabaena* sei nur einer toxisch, ebenso verhalte es sich bei den *Microcystis.* Im September 1996 sei ein Stamm der *Microcystis aeruginosa* im See entdeckt worden, der sich als harmlos erwiesen habe. Er sei von den AFA leicht zu unterscheiden. Dennoch habe man die Ernte vorläufig eingestellt.[102]

»Es gibt keinerlei Anzeichen dafür, daß die Aphanizomenon flos-aquae vom Klamath See toxisch sind. Hunderttausende auf der ganzen Welt haben die AFA über Jahre hinweg ohne Nebenwirkungen gegessen«, meint *Dr. Barry.* Er korrespondierte aufgrund des 1994 erschienenen Artikels mit *Prof. Carmichael* über die AFA, Spitzname *Fanny.* Dabei stellte sich heraus, daß *Carmichael* sich auf einen Stamm der AFA bezieht, der nur an einer bestimmten Stelle im Nordosten der Staaten vorkommt. Eine weitere Studie von *Carmichael*[103] bestätigt, daß die AFA-Stämme vom Klamath See kein Gift produzieren können.[104]

[102] *Dr. William T. Barry, »Toxic & Nontoxic Algae«, Bekanntmachung vom 6. und 18. September 1996*
[103] *»Journal of Applied Phycology«, 1993*
[104] *Dr. William T. Barry, »The Astonishing Magnificent Algae«, p. 45/46*

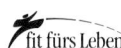
Ernteverfahren und Verarbeitungs-methoden

Die Ufer des Upper Klamath Lake stehen größtenteils unter Naturschutz, da der See den Zugvögeln auf der Nord-Süd-Route entlang der Pazifikküste als Zwischenstopp dient. Nur am mittleren Teil des Sees gibt es einen Platz, an dem Kleinindustrie zugelassen ist. Dort, am Modoc Point, haben vier der insgesamt fünf Betriebe, die AFA-Algen ernten und weiterverarbeiten, ihren Standplatz. Von dort fahren auch die Ernteboote zu den Stellen, wo die Alge »bloomt«. An windstillen, sonnigen Tagen zwischen Mai und Oktober steigt sie voll gereift an die Wasseroberfläche. Der fünfte Betrieb gewinnt die Algen einige Kilometer südlich des Sees über Filteranlagen aus einem Kanal.

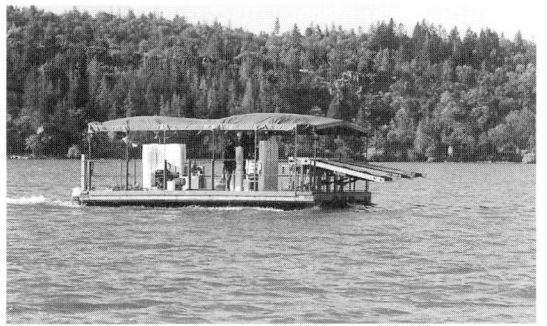

Die Algen werden von Booten aus geerntet

Ernteboot auf dem Weg zum »Bloom«

Energetisch betrachtet scheint die Methode, von Booten aus mit rotierenden Sieben (siehe Foto) zu ernten, die feinste zu sein. Werden die Algen auf diese sanfte Weise aus dem Wasser geholt, bleibt ihre Wirkung besser erhalten. Der Forscher und Algenexperte *Dr. Barry* meint, die AFA-Algen erhielten durch den »Bloom« eine besondere Dichte, so daß sich keine ande-

109

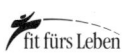
ren Mikroalgen und Organismen darunter mischen können. In den Analysen von *Prof. Carmichael* wurden allerdings in verschiedenen Erntechargen geringe Mengen anderer Algen festgestellt, etwa 0,5 bis 1,9 Mikrogramm.

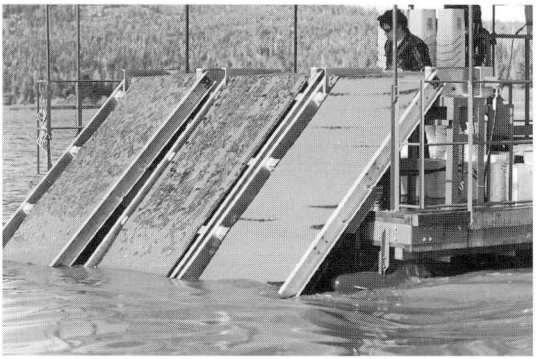

Zwischen Mai und Oktober werden die Algen geerntet

Algenernte auf rotierenden Sieben

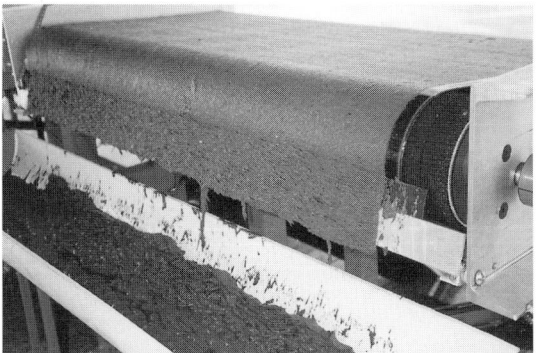

Sofort nach der Ernte werden die Algen weiterverarbeitet

Während der Erntemonate wird das Wasser des Sees in regelmäßigen Abständen auf seine Güte kontrolliert. Analysen des »Klamath Environmental Service« bescheinigen sogar Trink-

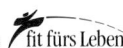

wasserqualität im unberührten Norden, wo die Ernteboote unterwegs sind. Es konnten nicht einmal E-Coli-Bakterien nachgewiesen werden. Das entkräftet jene Behauptungen, nicht vulkanische Mineralstoffe, sondern Rinderfäkalien würden für den hohen Nährstoffgehalt sorgen. Das Labor der »Neilson Research Corporation« konnte in einer Großanalyse von 143 verschiedenen Pestiziden keine einzige Verunreinigung nachweisen.

Bei den Verarbeitungsmethoden scheiden sich die Geister. Die einen schwören auf die Gefriertrocknung im Vakuum, die anderen auf Wirbeltrocknung bei leichten Plustemperaturen.

1. Die Gefriertrocknung verursacht neben hohen Energiekosten auch die Zersplitterung der Zellen (siehe Foto: 1.186fache Vergrößerung). Dadurch kann das Pulver zwar leichter mit Saft oder Wasser gemischt werden. Feinfühlige Menschen glauben jedoch, daß die energetische Information dann beeinträchtigt werde. Andere wiederum sind der Ansicht, daß Information und Inhaltsstoffe durch die Zersplitterung leichter zugänglich gemacht werden. Da die AFA-Zellen keinen Zellkern haben, wo die Information gespeichert ist, dürfte die Gefriertrocknung in diesem Zusammenhang keinen Schaden anrichten.

Bei der Gefriertrocknung werden die Zellen der Algen zersplittert

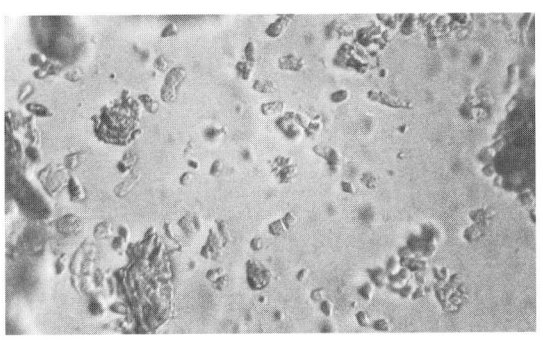

Freeze Dry (Gefriertrocknung)

111

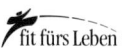

2. Die Wirbeltrocknung (spray-drying-process) geschieht im Insta-Dry-Verfahren bei maximal 20 °C in nur 3 Sekunden. Wie bei der Gefriertrocknung bleiben die Nährstoffe erhalten, und die Zellen auch. Sie werden nicht zersplittert. (siehe Foto: 1.186fache Vergrößerung).

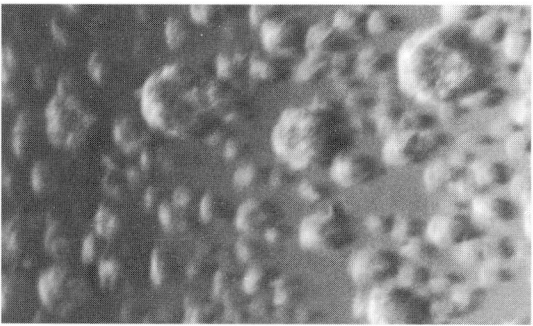

Insta-Dry-Verfahren: Im Unterschied zur Gefriertrocknung bleiben die Zellen erhalten

Algen werden auch in flüssiger Form angeboten

Die meisten Firmen bieten die Algen auch in Flüssigkeit an. Frisch geerntete Algen werden entweder in Alkohol oder in Apfelkonzentrat gelöst und dadurch haltbar gemacht. Der Alkohol verhindert zwar eine Absetzung in den Flaschen, ist aber für Kinder weniger gut geeignet als das Apfelkonzentrat. Dafür muß hier die Flasche gut geschüttelt werden. Verflüssigte Algen können über die Schleimhäute im Mund sofort ins Blut gelangen. Man kann seinen Appetit auf Süßigkeiten nach einer Mahlzeit durch 1–2 Pipetten flüssiger Algen befriedigen. Das entlastet den Organismus, der nach dem Essen viel Energie für die Verdauung aufbringen muß – Energie, die dem Gehirn und den Funktionen des Stoffwechsels fehlen kann.

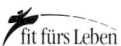

8. Praktische Tips

Was will ich mit den Algen bewirken? Schon die Frage deutet daraufhin: Ich bin im Grunde bereit, Verantwortung für mein Leben zu übernehmen. Das ist keinesfalls selbstverständlich. Ich erwäge, die Alge als Instrument der Gesundheitsvorsorge und bewußteren Lebensgestaltung einzusetzen und warte nicht einfach ab, bis meine erste Herzattacke im Krankenhaus behandelt werden muß oder die Rente und das Altersheim für einen vorgezeichneten Lebensabend sorgen.

Was gibt es weiter zu tun? Die Algengeschichten haben schon einige Möglichkeiten aufgezeigt, und die folgenden Tips können vielleicht weitere Anregungen geben.

Schönheit – Die grüne Gesichtsmaske und die gute Figur

Die blaugrünen Uralgen tun der Haut nicht nur von innen, sondern auch von außen gut. Sie aufzutragen ist ganz einfach.

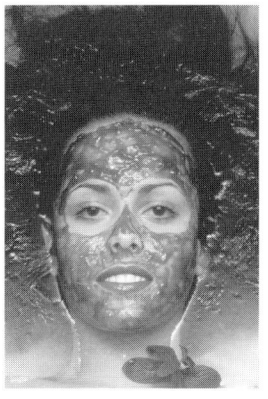

Schöne Haut durch

Algenmaske

- Nehmen Sie einen halben Teelöffel Algenpulver oder öffnen Sie zwei Kapseln.
- Vermischen Sie das Pulver auf der Hand mit ein paar Tropfen Wasser.
- Tragen Sie den Brei auf Ihre Gesichtshaut, auf eine wunde Hautstelle oder Narbe auf.
- Bleiben Sie 10–15 Minuten ruhig sitzen oder liegen.
- Waschen Sie den trockenen Algenfilm ab.

Möchten Sie eine etwas dauerhaftere Gesichtsmaske anlegen, können Sie beim Mischen einen Teelöffel Lehmpulver und entsprechend mehr Wasser dazugeben.

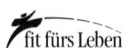
Resultat: Die Haut fühlt sich erfrischt an und strahlt. Wunden und Narben heilen besser oder verschwinden schneller. Eine Verjüngungskur.

Einige Kenner empfehlen das Algenbad (2 Teelöffel), andere warnen davor, weil sich Körper und Badewanne nachher so schlecht reinigen lassen. Die Algen sind immerhin reich an Fettsäuren.[105]

Schlanke Linie – Salat-Dressing und Cocktails

Die blaugrünen Algen schmecken salzig und etwas bitter

Blaugrüne Uralgen (AFA und Spirulina) schmecken leicht salzig und etwas bitter, Geruch und Geschmack erinnern an Fisch. Als Pulver (zerriebene Tablette oder geöffnete Kapsel) können sie wie Petersilie oder Dillspitzen auf Kartoffel- oder alle frischen Salate gestreut werden. Farblich passen gut Tomaten oder Karotten als Untergrund.

Als Drink zu empfehlen: Ein Gramm Uralgen, gemischt mit Tomaten-/Rote-Bete- und gemischtem Gemüsesaft.

Überkommt mich starke Lust auf Süßes, kann ich die Algen mit Apfelsaftkonzentrat (Pipette) nehmen. Ich werde mich schon bald gestärkt und befriedigt fühlen, denn die passenden Aminosäuren gelangen schnell ins Gehirn. Auch das Immunsystem freut sich über das Betakarotin und andere Vitamine der AFA mehr als über Pralinen.

[105] *»Fünf Schritte soll der Titel des Ratgebers sein, den der Ernährungsexperte Hans Ludwig in Zusammenarbeit mit dem Autor demnächst im Selbstverlag herausbringt. Das Buch gibt Tips, wie Sie mit Hilfe der blaugrünen Uralgen noch »weitere Energie vom Körper für die geistige Entwicklung freimachen« können. Zu bestellen ist es direkt bei Hans Ludwig, Postfach 88, A-7100 Neusiedl/See, Österreich*

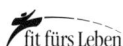
Partnerschaft: Sich öffnen und besser kommunizieren

Die Bestseller-Autorin *Linda Grover* bemerkte nach einigen Wochen regelmäßiger Algeneinahme eine Verbesserung in ihrer Partnerschaft und in der Kommunikation. Haben die Aminosäuren ihre Gehirnhälften synchronisiert? Läßt sich *Lindas* Ergebnis verallgemeinern? Es wäre sicher ein Experiment wert, das herauszufinden.

Um die Entwicklung zu überprüfen und insgesamt bewußter zu werden, können Sie ein spezielles Tagebuch führen. Zumindest eine Kalenderwoche lang. Eventuell Rubriken anlegen: Stimmung, Streit, Harmoniegefühl, körperliche Symptome, Träume, bemerkenswerte Gespräche.

Das Tagebuch gilt als Empfehlung ganz allgemein, nicht nur auf das Thema Partnerschaft beschränkt. Eine Frage der Forschung im Selbstexperiment: Was bewirken die Algen bei mir? (Die Notizen können auch bei der Bestimmung der Dosierung helfen.)

Meditation: Den Körper von innen spüren

Meditation kann die Energie der Algen bewußter machen und dadurch verstärken. Umgekehrt können die Uralgen helfen, beim Meditieren wach und entspannt zu sein. Es gibt unzählige Meditationsmethoden. Eine einfache und wirkungsvolle Meditation ist das unmittelbare Empfinden des Körpers.

Meditation kann die Energie der Algen bewußter machen

115

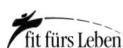
- Ich schließe die Augen.
- Ich richte meine Aufmerksamkeit in den Körper hinein.
- Ich spüre.
- Ich wandere spürend durch den Körper.
- Was empfinde ich? In den Füßen, den Schenkeln, im Hintern, in der Wirbelsäule auf den Lippen, auf der Kopfhaut, in den Fingerspitzen?

Durch eine tägliche Meditation erhöht sich die Bewußtheit im Körper

Führe ich diese Meditation täglich 5–10 Minuten (morgens) durch, erhöht sich die Bewußtheit im Körper, ich fühle mich lebendiger und wohler. Daß ich mir dabei auch der Algenwirkung bewußter werde, ist gleichsam ein Nebeneffekt. Wichtiger ist, daß das ständige Geplapper im Kopf nachläßt und ich klarer werde.[106]

Natur: Energie und Stille tanken

Die Uralgen sind als einzelne Zellen unsichtbar, und doch verkörpern sie die Kraft der Natur und des Lebens wie kaum ein anderer Organismus. Vergegenwärtige ich mir, daß sie den Sauerstoff (mit-)produzieren, ohne den ich keine 10 Minuten leben kann – bei einer Minute Luft anhalten wird's schon unangenehm! – dann erlebe ich vielleicht so etwas wie Verbundenheit mit allem, bekomme eine Ahnung von der Harmonie der Schöpfung.

Spaziere ich durch Wald und Wiesen – der Stadtpark tut's auch – kann ich meinen Körper von innen empfinden und zugleich die frische Luft und das belebende Grün der Pflanzen einatmen. Vielleicht kann ich *Hildegard von Bingens* Lobge-

---

[106] *Diese und andere sehr gute Meditationen beschreibt der australische spirituelle Lehrer Barry Long in seinem Buch »Meditation. Grundlagenkurs. Ein Buch in zehn Lektionen«, Contextverlag 1996*

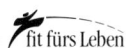

sang auf die »Grünkraft« des Lebens nachempfinden. Zwar sollen die Uralgen auch helfen, konzentrierter am Computer zu arbeiten, doch zum Auftanken bevorzugen im Grunde alle Organismen eine natürliche Umgebung.[107]

Musik: Klingende Algenschwingung

Lange Zeit war es das Ideal der Kunst, die Natur zu spiegeln. Neuerdings scheinen sich gerade MusikerInnen wieder der Natur zuzuwenden. Meditations- und Entspannungsmusik ist oft mit Naturaufnahmen von Vogelstimmen oder Meeresrauschen unterlegt. Manche CDs bieten sogar Natur pur.

Zu diesem Buch über die blaugrünen Uralgen gibt es eine spezielle CD.[108] Sie schildert mit Naturaufnahmen und Instrumentalmusik die Stimmung am See, das lachende Plätschern der Wellen, die sprudelnde Kraft der »Rivers of Light«, die sternenklare Nacht über Crater Lake. Klavier-Präludien von *J.S. Bach*, »Wasserspiele« von *Claude Debussy* und neukomponierte Stücke für Gitarre, Piano, Obertonharfe, Keyboards und andere Instrumente sollen eine bestimmte Energie vermitteln, die wir auf andere Weise auch über die Uralgen aufnehmen. Manche Stücke repräsentieren sogar die »Perlenkettenstruktur« der AFA-Algen. Ist die Welt Klang,[109] müßten die Uralgen mit ihrer starken Schwingung eigentlich unüberhör-

Mit Musik Natur erleben

[107] *Gleich im ersten Kapitel seines Bestsellers »Die sieben geistigen Gesetze des Erfolgs« (Heyne 1996) empfiehlt der Ayurveda-Lehrer und Arzt Dr. Deepak Chopra als eine Grundübung, sich möglichst eine Stunde am Tag in der Natur aufzuhalten, um innerlich stiller zu werden und den Reichtum, die unerschöpfliche Kreativität des Lebens bewußt wahrzunehmen*
[108] *»Bluegreen«, ab Sept./Okt. 97 im Schallplatten- und Buchhandel erhältlich*
[109] *J. E. Berendt, »Nadabrahma. Die Welt ist Klang«, Rowohlt 1985*

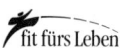

bar sein. Leider (oder zum Glück) ist unser Gehör nicht auf ihre Frequenz eingestellt. Die Musik der CD wird die Schwingung einige Oktaven herunterdrehen, zur Erde hin. Manche der Stücke sind durchaus tanzbar.

Empfehlung zum bewußten Hören:
- Ich suche mir ein Stück, das mir besonders gefällt.
- Ich schließe beim Hören die Augen.
- Ich spüre meinen Körper von innen.
- Ich erlebe mich selbst als Raum, in den die Töne und Geräusche eintreten.
- Ich frage und fühle: Wer oder was hört jetzt? Wo gehen die Töne hin?

Dosierung der blaugrünen Algen

Einnahmehinweise nach *OM C. Parkin* und *Dr. McKeith*

Die regelmäßige Einnahme der Algen ist sehr wichtig

1. Einnahmezeiten. Möglichst nüchtern, d.h. mindestens 15 Minuten vor den Mahlzeiten. Eventuell zweimal täglich, morgens gleich nach dem Erwachen mit einem Glas stillem Wasser und 15–20 Minuten vor dem Mittagessen oder am Nachmittag zwischendurch. Nehmen Sie die Algen nicht zu spät am Tag, sonst können Sie möglicherweise nicht einschlafen, weil zuviel Energie da ist.

2. Regelmäßige Einnahme. Der »sanfte« Weg: Zu Beginn essen Sie je eine Einheit (Tablette/Kapsel) täglich und steigern dann innerhalb eines Monats auf 6 Einheiten. Trinken Sie im ersten Monat täglich einen Liter stilles Wasser. Der »Power«-Weg: Sie nehmen die Algen im ersten Monat (evtl. auch länger) hochdosiert einen (bis zu 15 Tabletten). Danach auf die normale Dosis reduzieren. Wichtig: Nehmen Sie die Algen täglich.

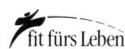
3. Die richtige Dosis. Die optimale Dosis ist individuell verschieden. Je größer das Körpergewicht, desto höher wird tendenziell die benötigte Dosis sein. Erfahrungswerte deuten auf ca. 1,5 Gramm durchschnittlichen Tagesbedarf. Im allgemeinen wird die Dosis nach und nach auf etwa 2 Teelöffel (8–10 Tabletten oder Kapseln) täglich gesteigert, um die besten Langzeitresultate zu erzielen. Die subjektive Wirkung der Algen tritt häufig erst dann in Erscheinung, wenn Sie »Ihre« Dosis nehmen. Um Ihre Dosis herauszufinden, bedarf es einer gewissen Experimentierfreude und der Bereitschaft, sich auf die Alge »einzulassen«. Für Kinder empfiehlt sich das Apfelsaftkonzentrat (Liquid), 1–4 Pipetten täglich je nach Alter. Schwangere Frauen sollten mit der Einnahme der Algen nicht in den letzten Monaten der Schwangerschaft beginnen, da der Organismus mit Unterstützung der Algen in den ersten Monaten der Einnahme verstärkt eingelagerte Giftstoffe aus dem Bindegewebe ausschwemmen kann.

4. Kuranwendung. Bei Kuren zur Ausschwemmung von Giftstoffen (z.B. Amalgam) kann vorübergehend eine stark erhöhte Dosis erforderlich sein. Die Uralgen verhalten sich in der Dosierung gutmütig, eine Überdosierung kommt daher praktisch nicht vor. Bei unangenehmen Nebenwirkungen Dosis herabsetzen. Um die Leber zu entgiften oder andere ausgeprägte Symptome zu mildern, sollten Sie sich darauf einstellen, die Algen mindestens ein Jahr regelmäßig zu essen bzw. zu trinken.

Eine Überdosierung kommt praktisch nicht vor

5. Hochs und Tiefs. Es kann durch die Algen, besonders in den ersten Monaten, immer wieder zu Müdigkeitszuständen kommen, da freigesetzte Giftstoffe zeitweise im Körper zirkulieren, bevor sie ausgeschwemmt werden. Bei stark belastenden Lebensumständen oder bei schwerwiegenden psychischen Problemen können die Algen keine Wunder vollbringen. Dennoch wird die Kurve des allgemeinen Wohlbefindens langsam, aber stetig nach oben zeigen.

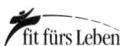

Nachwort

Heilung beginnt mit der Ehrlichkeit zu sich selbst, damit, zu seiner Wahrheit, seinen Gefühlen und Bedürfnissen zu stehen. Der Entdecker der Bachblüten, der englische Arzt *Dr. Edward Bach,* war davon überzeugt, daß Krankheit das Ergebnis von falschem Denken und falschem Tun sei. Übernehmen wir mit Hilfe der mentalen Kraft, die durch die Uralgen gesteigert wird, die eigene Verantwortung für unser Denken und Tun, dann wächst unser Selbstvertrauen. Wir werden uns nicht mehr als Opfer äußerer Umstände sehen, sondern als deren Schöpfer, als Regisseur und erstem Schauspieler im eigenen Stück.

Heilung und Selbstverantwortung

Sich zurücknehmen, still werden und konzentriert seinem Weg folgen, das erfordert hohe geistige Energie. Gerade die einfachsten Organismen, die vor Milliarden Jahren die Evolution hier auf der Erde begonnen haben und noch immer die Basis der Nahrungskette sind, können uns, der höchstentwickelten Spezies, dabei helfen.

Im letzten Kapitel seines Buches Energetics of Food schreibt *Steve Gagné:* »*Seit Milliarden Jahren erfüllen die Uralgen eine zentrale Aufgabe, nämlich das Leben auf der Erde zu zeugen, anzuregen und zu gestalten. Wenn wir nun diese Organismen essen, verinnerlichen wir damit auch ihren heilenden Auftrag. Er wird ein Teil von uns.*« (Steve Gagné, »Energetics of Food«, Spiral Sciences, Santa Fe, 1990)

Durch die wilden, blaugrünen Uralgen erhalten Sie die besten Nährstoffe in natürlicher Form als Basis. Die weiteren Schritte liegen bei Ihnen. Die Algen werden Sie dabei unterstützen. Sie sind für sich alleine nicht die Lösung aller Probleme, aber der erste kraftvolle Schritt in eine lebendige Zukunft.

Hans Ludwig, Postfach 88, A-7100 Neusiedl/See, Österreich

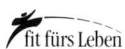

Stichwortverzeichnis

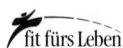

Literaturverzeichnis

Abrams, Karl J., »Algae to the Rescue. Everything you need to know about Nutritional Blue-Green Algae«, Logan House Publications 1996

Arndt, Ulrich, »Lichtvolle Ursubstanz aus dem Sodasee«, Esotera 2/96

Barry, William T., »The Astonishing, Magnificent, Delightful Algae«, Library Of Congress, 1994

Brandmayer, Elke und *Köhler, Dr. med Bodo,* »Licht schenkt Leben. Lebensenergie und Gesundheit durch richtiges Licht«, Fit fürs Leben-Verlag, 1997

Carmichael Wayne W., »Cyanobakterielle Toxine«, Spektrum der Wissenschaft, März 1994

Cosack, Ralph und *Wenzel, Roberto* (Hg.),»Das Hanf-Tage-Buch«, Wendepunkt Verlag, 1995

Cousens, Gabriel, »Ganzheitliche Ernährung und ihre spirituelle Dimension«, Sternenprinz Verlag, 1995

Cousens, Gabriel, »Bewußt Essen«, Sternenprinz Verlag, 1996

Cousens, Gabriel, »Microalgae. First & Finest Superfood«, Body Mind Spirit, 1995

Cousto, Hans, »Vom Urkult zur Kultur. Drogen und Techno«, Nachtschatten Verlag, 1996

Doual, T. L., »UNESCO Courier«, Mai 1993

Eggetsberger, Gerhard H., »Power für den ganzen Tag. Sieben Übungen zur Steigerung der Lebensenergie«, Orac Verlag, 1995

Engeln, Henning, »Wie das Leben sich selbst erfand«, GEO Nr. 1 Januar 1996

Fearer, Mark, »The Great Blue-Green Algae Debate«, Nexus, Juni 1996

Griscom, Chris, »Der Quell des Lebens. Das praktische Körper-Energie-Programm«, Goldmann Verlag

Grover, Linda, »August Celebration. A Molecule Of Hope For A Changing World«, Gilbert, Hoover & Clarke

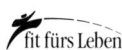
Henrichs, Dieter, »Die KAL Nährstoffe. Fit und gesund durch
  Vitalstoffe. Vitamine, Mineralien, Spurenelemente, essentielle Fett- und Aminosäuren, die Bausteine unserer Gesundheit«, Selbstverlag 1994

Kollmann, Daryl, »Hope Is A Molecule«, Cell Tech, Klamath
  Falls, 1989

Krämer, Dietmar, »Esoterische Therapien 1«, Ansata-Verlag

Kramm, Eberhard, »Die Algen. Heft 2: Blau- und Grünalgen«,
  Die neue Brehmbücherei, Goest & Portig, 1952

McKeith, Gillian, »Miracle Superfood: Wild Blue-Green Algae. The nutrient powerhouse that stimulates the immune system, boosts brain power and guards against disease«, Keats Publishing, 1997

Miers, Horst E., »Lexikon des Geheimwissens«, Goldmann
  Verlag 1993

Piorreck, Baasch und *Pohl,* »Biomass production total protein, chlorophylls, lipids and fatty acids of freshwater
  green and bluegreen algae under different nitrogen regimes«, Kiel, Diss. 85 in Phytochemistry 23, No 2

Probst, Karel J., »Energieschub aus dem Meer. Meeresalgen:
  Heilmittel und Nahrung für die Gesundheit«, Fit fürs Leben-Verlag, 1997

Salvesen, Christian, »Mythos Erleuchtung. Interview mit OM
  C. Parkin«, Connection 12/95

Salvesen, Christian, »Die blaugrünen Wildalgen aus Oregon«, Fitness für Geist & Gehirn, Connection special II/96

Salvesen, Christian, »Bewegung in der Natur«, Esotera 9/95

Taylor, T. N. & E. L., »The Biology and Evolution of Fossil
  Plants«, Prentice Hall

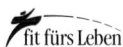

Über den Autor

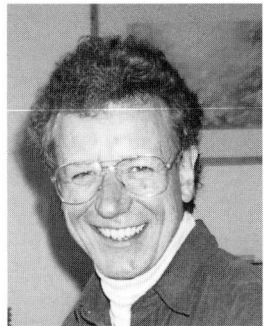

Christian Salvesen

Christian Salvesen

geb. 22. Februar 1951 in Celle, machte 1977 an der Universität Hamburg seinen Magister in Philosophie, Literatur- und Musikwissenschaften. In den folgenden Jahren bereiste er Indien und die USA, lernte Aikido und verschiedene Meditationstechniken bei bekannten spirituellen Lehrern. In den 80er Jahren leitete er in Rundfunksendungen zum bewußten Hören an und gründete verschiedene Chöre, in denen Gesang, Improvisation und Meditation eine Einheit bilden sollten. Nach einem längeren Aufenthalt in Toronto, wo er auch heiratete, begann er 1990 als Redakteur der Zeitschrift »Körper, Geist und Seele« in Hamburg. Seit 1996 arbeitet er als freier Journalist, u.a. für die Zeitschriften »esotera«, »Connection«, »fit for fun«, den »Deutschen Rolling Stone« (Rubrik »YinYang«), das WOM-Musikjournal und den Jahreskatalog CD-Visionen von Aquarius! (seit 1992). Die demnächst erscheinende CD »Bluegreen« wurde von ihm konzipiert und mitproduziert.

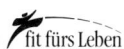
fit fürs Leben

Bezugsquellen

Deutschland

Bluegreen GmbH
Zum Steckengarten 2
63322 Rödermark
Tel. 06074/886533
Fax 06074/886544
liefert an Großhändler,
Händler und Endver-
braucher

GesundheitsNetzwerk
Sanacell
Sophie-Charlotten-Straße 15
14059 Berlin
liefert nur im Struktur-
vertrieb (MLM)

Vertrieb
Blue Green-Algenprodukte
Schlüterstraße 74
20146 Hamburg
Tel. 040/4108535
Fax 040/4108530
liefert an Händler
und Endverbraucher

Positive Produkte
Gerd Dettmer
von Axen Straße 9
22083 Hamburg
Tel. 040/2202599
Fax 040/2202523
liefert an Händler
und Endverbraucher

Bionika Versand
Stendorfer Straße 3
27718 Ritterhude
Tel. 04292/816310
Fax 04292/816329
liefert an Händler
und Endverbraucher

Benno Gaul
Mathildenstraße 3
86152 Augsburg
Tel. 0821/30776
Fax 0821/30778
liefert an Händler
und Endverbraucher

Österreich

Algovital
Algen und Algenkosmetik
Römerstraße 10
2424 Zurndorf
Tel. 02147/2393-44
Fax 02147/2393-76
liefert an Großhändler,
Händler und Endver-
braucher

Schweiz

Algovital
(Nade Abegg)
Rigiweg 5
6044 Udligenswil
Tel. 041/710367
Fax 041/710382

Hinweis: In England, Frankreich und Italien werden AFA-Algen in Strukturvertrieben angeboten. Wenn Sie Ihren Freunden dort die Algen empfehlen wollen, erhalten Sie die Bezugs-
adressen für diese Länder von *Hans Ludwig*, Postfach 88, A-7100 Neusiedl/See, Österreich, der
sie Ihnen gerne schickt. Die Algen von Cell Tech werden nur im Strukturvertrieb (MLM) ver-
trieben und ausschließlich an Adressen in den USA oder Kanada verschickt. In Europa gibt es
keine offiziellen Verkaufswege dieser Firma.

Weitere Informationen erhalten Sie vom Fit fürs Leben-Service,
Stendorfer Straße 3, 27718 Ritterhude

fit fürs Leben Verlag

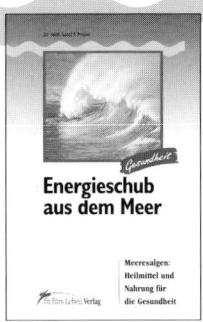

Energieschub aus dem Meer

Meeresalgen:
Heilmittel und
Nahrung für
die Gesundheit

Mit Schwung und Elan das Leben meistern ist ein vielgehegter Wunsch. Durch Krankheit oder Erschöpfung kann die Lebenskraft jedoch entscheidend geschwächt sein. Wie man sich mit Algen einen »Energieschub aus dem Meer« verschaffen kann, schildert *Dr. med. Karel Probst* auf eindrucksvolle Weise. Denn Meeresalgen können für unsere Gesundheit Erstaunliches leisten: Kein anderes Naturprodukt enthält so viele Mineralien, Spurenelemente, Aminosäuren und Vitamine wie Algen aus dem Meer. Weit über 80 verschiedene Elemente sind nachweisbar. Der in der Alge enthaltene Pflanzenstoff *Algin* ist darüber hinaus in der Lage, ca. 30% des Eigengewichts an Schwermetallen, wie zum Beispiel Amalgam, zu binden und über den Darm auszuscheiden.
128 Seiten, kartoniert ISBN 3-89526-015-0

Licht ist die eigentliche Quelle für alles Leben auf der Erde; es ist die Kraft, die das Leben in Gang setzt und die Energiequelle, die es aufrechterhält. Auch im Zeitalter des Ozonlochs und der schädigenden Sonneneinstrahlung gibt es Möglichkeiten, Körper und Seele mit gesundem Licht zu versorgen.
Das informative Buch der Medizin-Journalistin *Elke Brandmayer* und des Naturheilarztes *Dr. med. Bodo Köhler* beschreibt ausführlich die Einflüsse, die Licht auf unsere Gesundheit hat sowie die heilende Wirkung von natürlichem und sonnenlichtanalogem Licht.
Anhand einiger weitverbreiteter Krankheiten wie Asthma, Osteoporose, Diabetes und anderen gesundheitlichen Beeinträchtigungen, stellen die Autoren die therapeutischen Möglichkeiten mit sonnenlichtanalogem Licht vor.
128 Seiten, kartoniert ISBN 3-89526-011-8

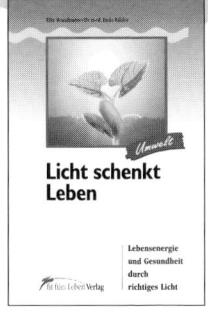

Licht schenkt Leben

Lebensenergie
und Gesundheit
durch
richtiges Licht

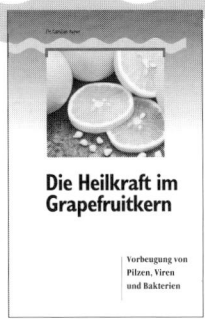

Die Heilkraft im Grapefruitkern

Vorbeugung von
Pilzen, Viren
und Bakterien

Die Suche nach neuen natürlichen Wirkstoffen führte in den 80er Jahren zu detaillierten Untersuchungen der Zitrusfrüchte. Eine der interessantesten Entdeckungen ergab sich beim Grapefruitkern-Extrakt. Neben seiner einzigartigen Wirkung gegen Pilze, Viren und Bakterien fördert er die körpereigenen Abwehrkräfte. Das außergewöhnlich breite Wirkungsspektrum des Grapefruitkern-Extraktes gegen zahlreiche Mikroorganismen läßt erwarten, daß sich seine Anwendungsbereiche als natürliches Antibiotikum und Antimykotikum in den nächsten Jahren enorm erweitern werden. Das Buch von *Dr. Candan Aypar* stellt die wichtigsten Einsatzbereiche des Grapefruitkern-Extraktes übersichtlich dar. Zahlreiche Anwendungsbeispiele und Ratschläge unterstützen Heilpraktiker, Ärzte, Kosmetiker und Physiotherapeuten in der Praxis.
100 Seiten, kartoniert ISBN 3-89526-014-2

Erhältlich in jeder Buchhandlung. Fordern Sie unser Gesamtverzeichnis an:
Stendorfer Straße 3 · 27718 Ritterhude · Tel. 04292 - 816344 · Fax 04292 - 816329

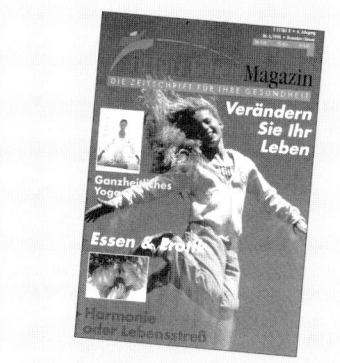

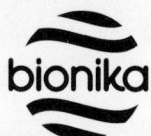

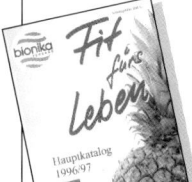
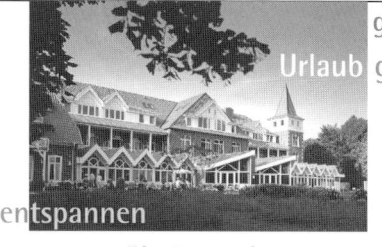